Inhalt

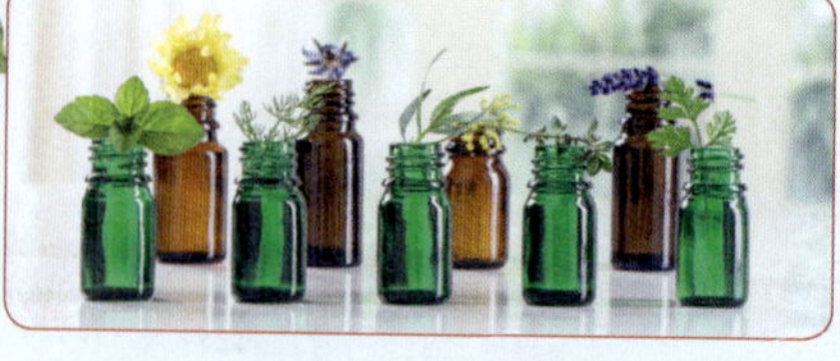

Maria L. Schasteen

Krebs-Therapien

Mit Duftmedizin unterstützen und begleiten

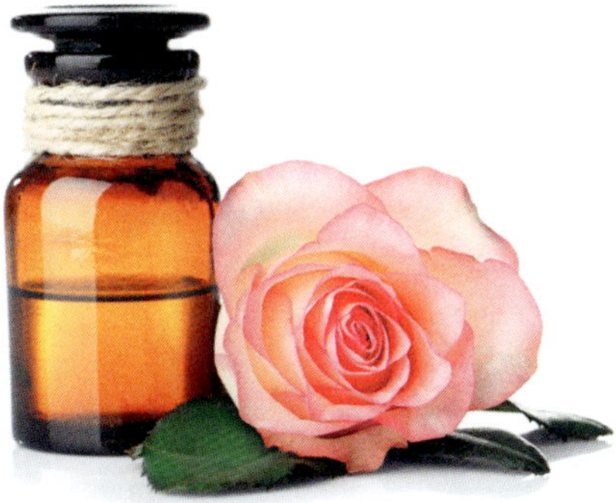

Crotona

Es ist natürlich selbstverständlich, dass bei ernsthaften Erkrankungen ärztliche Hilfe unumgänglich ist. In einem solchen Fall kann eine Selbstbehandlung sogar lebensgefährlich werden. Was hier gesagt und geraten wird, soll also keinesfalls den Arzt oder Heilpraktiker ersetzen, sondern es will vielmehr das Allgemeinwissen erweitern und den Wert natürlicher Heilkräfte fördern, damit man sich bei Bedarf mit einfachen, natürlichen Mitteln selbst helfen kann.
Die Autorin und der Verlag können jedoch keine Haftung für Folgen aus dem richtigen oder unrichtigen Gebrauch der hier dargestellten Methoden und Rezepte übernehmen.

Das Einnehmen von nicht als *Nahrungsergänzung* gekennzeichneten ätherischen Ölen ist in der EU verboten.

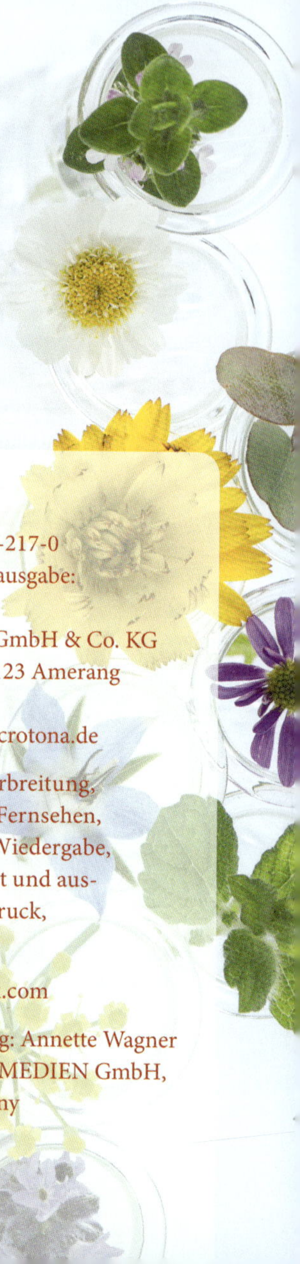

Impressum

ISBN 978-3-86191-217-0
Deutsche Originalausgabe:
2. Auflage 2026

Kammer 11, D-83123 Amerang
www.crotona.de
Kontakt: kontakt@crotona.de

Fotos: shutterstock.com

Umschlaggestaltung: Annette Wagner
gedruckt bei: REN MEDIEN GmbH, Filderstadt, Germany

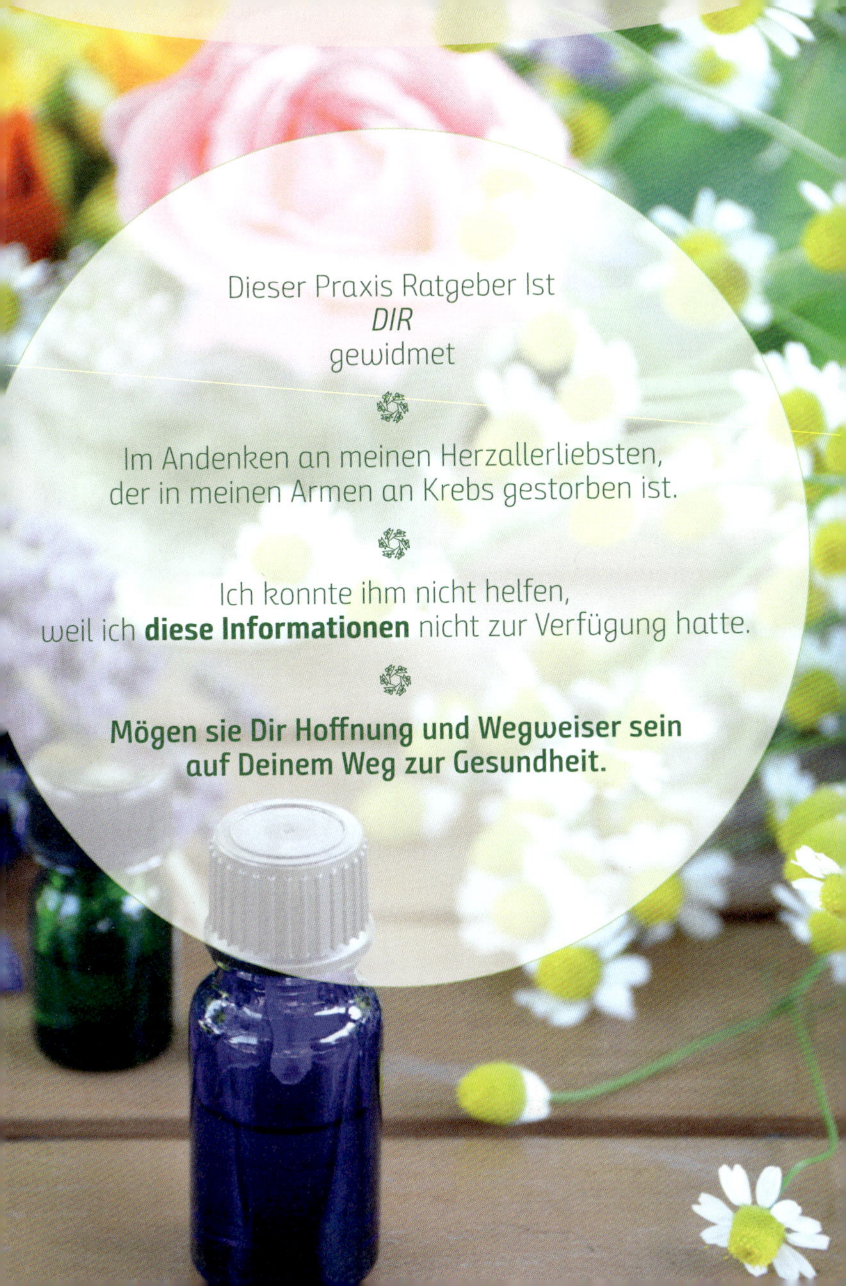

Dieser Praxis Ratgeber Ist
DIR
gewidmet

Im Andenken an meinen Herzallerliebsten,
der in meinen Armen an Krebs gestorben ist.

Ich konnte ihm nicht helfen,
weil ich **diese Informationen** nicht zur Verfügung hatte.

**Mögen sie Dir Hoffnung und Wegweiser sein
auf Deinem Weg zur Gesundheit.**

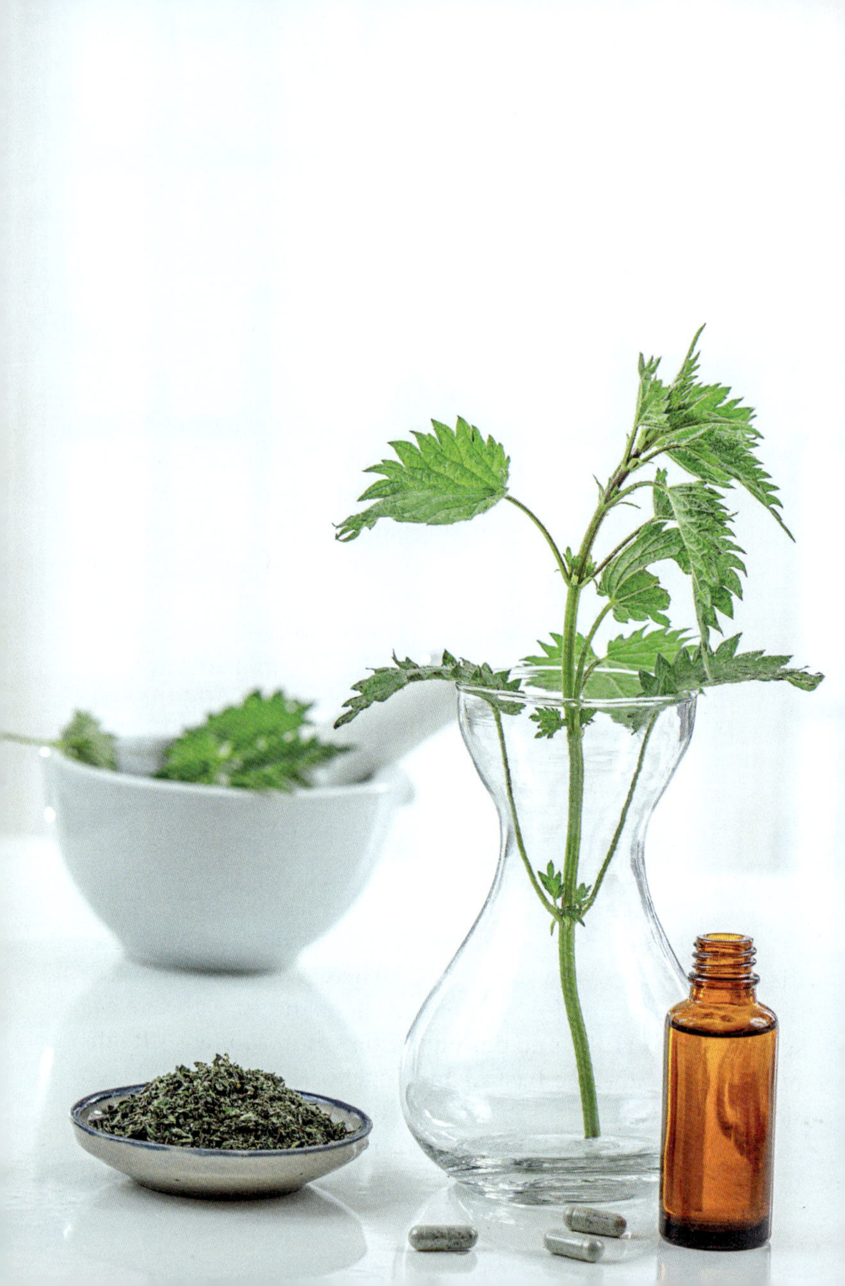

Die Botschaft der Hoffnung

Das vernichtende Urteil

Jede Zelle deines Körpers hat die schockierende Nachricht gehört. Wie tausend Nadelstiche hämmert es in deinem Kopf: „Es ist Krebs!" Dein Herzschlag steht für einen Moment still. Alle Blutgefäße ziehen sich krampfartig in Schockstarre zusammen und lassen dir keine Luft zum Atmen. Von Ferne hörst du die Worte des Arztes: „Ich habe eine schlechte Nachricht für Sie. Wir haben einen Tumor festgestellt." Jede einzelne deiner hundert Billionen Zellen hat das vernichtende Urteil gehört. Sie stehen wie Fußsoldaten bereit und warten auf deinen Marschbefehl. Du brichst zusammen und weinst.

STOPP!

Du bist nicht der Krebs

Die Diagnose „Krebs" ist nur ein Wort! Tumor ist nur ein medizinischer Ausdruck, um zu signalisieren, dass etwas in deinem Körper nicht stimmt. Deine Zellen sind in Aufruhr. Sie schreien nach Hilfe; und das haben sie schon Monate, oft jahrelang getan, aber du hast nicht hingehört. Wenn der Magen sich zusammengekrampft hat, hast du mehr gegessen, um ihn zu beruhigen. Wenn dein Herz von der Lieblosigkeit deiner dir am nächsten Stehenden geschunden war, hast du die Zügel noch strenger angezogen und dir Zucht und Härte auferlegt. Du wolltest die Hilferufe nicht hören, die Schmerzen nicht spüren. Sind dir die Finanzen unter deinen Händen entglitten? Hast du den Job verloren und musstest um das Überleben kämpfen? Anstatt ruhig und gelassen einem neuen Tag entgegenzusehen, hat Hoffnungslosigkeit von dir Besitz ergriffen.

Die Ursache der Krebserkrankung

Es sind so viele traumatische Erlebnisse, die unser Zellgefüge in Panik und Stress versetzen können – Stress der oft tagelange oder gar monatelang anhält und scheinbar niemals enden will.

Stress überflutet unseren Körper mit Giftstoffen in Form von Glukose – Zucker. Obwohl **Zucker der Erzfeind des Körpers** ist, stellt er uns diesen dennoch willig als Erste Hilfe, sozusagen für den Notfall, bereit. Diese intelligente Körperreaktion ist immer dann hilfreich, wenn wir in „Lebensgefahr" sind und für Kampf oder Flucht eine extra Portion Energie benötigen. Es ist für einen Zustand kurzzeitiger Überlastung gedacht, die gewöhnlich bald nachlässt, wenn wir uns schließlich in Sicherheit und Geborgenheit wiederfinden.

Aber unser heutiger Lebensstil ist geprägt von ständigem Hasten, Druck und Spannungen. Es bleibt kaum Zeit für Regeneration. Wir haben keine Muße, um auf unseren Körper zu hören und auf seine Nöte zu achten. Wir haben uns daran gewöhnt, diese Hinweise mit schnellen Mitteln – wie Aspirin bei Kopfschmerzen oder Pillen für Magenbeschwerden – zum Schweigen zu bringen. Das erlegt unserem Körper noch mehr

Stress auf. Es wird noch mehr Zucker ausgeschüttet, und die Zellen finden sich in einer Sturzflut von Giften wieder, denen sie nicht mehr gewachsen sind und schließlich – wie ein Ertrinkender – erliegen. Doch bevor sie schweigend aus dem Leben scheiden, bäumen sie sich noch einmal mit aller Kraft auf und feuern die Nachbarzellen zu mehr Wachstum an. Der Arzt stellt eine **Geschwulst** fest – **Krebs**. Erst jetzt schaust du hin.

Die einzige vollständige Heilung einer Krebserkrankung

In diesem Ratgeber zeige ich dir, wie du auf deine Zellen hörst und ihnen genau das geben kannst, was sie brauchen. Dabei solltest du wissen, dass deine hundert Billionen Zellen sehr bescheiden sind. Sie benötigen nicht viel und sind Lebenskünstler. Sie passen sich den Gegebenheiten an und wissen, wie sie sich selbst reparieren können.

Doch für ihre Arbeit bedarf es einiger weniger „essenzieller", das heißt lebenswichtiger Bausteine. Wenn du den Zellen gibst, was sie brauchen, können sie jedem Stress, jeder Not, jedem Schock widerstehen und gesund aus jeder Lebenslage hervorgehen. Das Immunsystem steht bereit, um den Zellen zu helfen. So entsteht kein Schaden. Und wenn dein Arzt bei dir bereits einen Tumor diagnostiziert hat, dann ist die Zufuhr lebenswichtiger Baustoffe **der einfache und einzige Weg**, wie du deinen Zellen wieder helfen kannst, ganz gesund zu werden.

Doch ein Wort der Warnung: Die folgende Information könnte dir zu einfach erscheinen. „Leben kann doch nicht so einfach sein!“, wirst du vielleicht denken und beschließen, das hier vorgestellte Anti-Krebs-Programm nicht anzuwenden. Was Tausenden von Menschen zu einem neuen Leben verholfen hat, kann für dich nicht wirken, wenn du es nicht anwendest! Daher schiebe deine Zweifel beiseite, öffne dein Herz und lerne **das Naturgesetz für strahlende Gesundheit** bis ins hohe Lebensalter kennen.

Du wählst dein Schicksal selbst

Oft fühlen wir uns verlassen, klein und unfähig, unser Leben in geordnete Bahnen zu lenken. Wenn du dich bei diesem Gedanken ertappst, bedenke das **Geheimnis des Lebens**: Du bist ein *Funke göttlichen Seins*, in diesen Körper investiert, um Erfahrungen zu sammeln. Du bist weder dein „Krebs” noch bist du dein Körper. Du bist auch nicht deine Gefühle oder dein Verstand. *Du BIST Seele* und hast all diese wunderbaren Hilfsmittel zur Hand, um dein Leben auf Erden zu meistern.

Du hast den Verstand, um deinem Körper zu helfen, sich selbst zu regenerieren und Zellen zu bilden, die dem göttlichen Bauplan exakt entsprechen. Auch deine Gefühle helfen dir dabei, wieder ganz gesund zu werden; denn selbst deine Gefühle bauen in jeder einzelnen deiner Zellen, tief im Verborgenen am Genom, an deinem Schicksal mit. Als Geistwesen, als *Funke göttlicher Liebe*, hast du alle Kräfte des Universums zu deiner Verfügung.

Lächle, trotz deiner Not. Deine Zellen werden dein Lächeln, auch wenn es anfangs nur eine Grimasse ist, erwidern und dir wahre Herzensfreude zurückschenken. Die Zellen reagieren auf deine Signale (deine Gedanken und Gefühle). Probiere es aus. Du wirst erstaunt sein, wie deine Zellen dir gehorchen.

> **„Jeder gegenwärtige Gedanke verfestigt sich zu einem zukünftigen Umstand."**
> *Harold Klemp, Dialoge mit dem Meister*

Ätherische Öle in der ersten Stressphase

Bist du schon durch den Stress und die Not der Erstdiagnose gegangen, so wende dich vertrauensvoll den ätherischen Ölen zu. Sie sind **Boten der Liebe und berühren dein Herz**, sobald du daran riechst. Doch stelle sicher, dass du nur ätherische Öle allerhöchster Qualität und Güte verwendest!

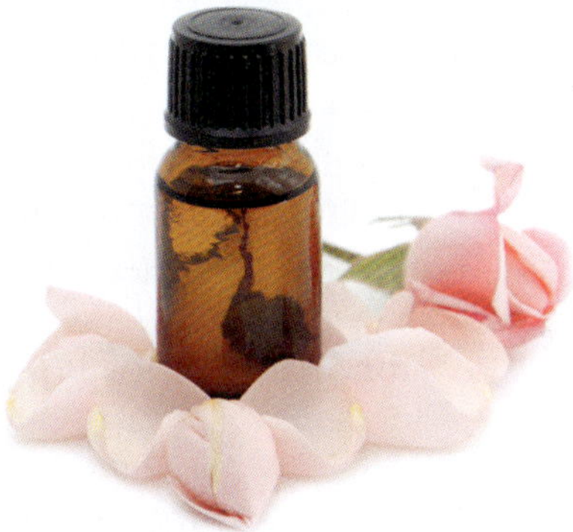

Rose – die Königin der Blumen

Mit der höchsten Schwingung aller auf Erden bekannten Wirkstoffe nimmt die Rose eine ganz besondere Stellung ein. Wie oft hast du an einer Rose gerochen, um dein Herz anzuheben? Wie lieblich sendet der milde Rosenduft Trost und Erinnerungen an glückliche Tage in dein Herz zurück. Die Natur scheint in diese Pflanze ihre ganze Liebe investiert zu haben, damit sie dir Glück und Herzensfrieden schenken kann.

Andere liebevolle und beruhigende Blütendüfte sind **Geranie, Ylang Ylang, Kamille** oder **Jasmin**. Hole dir auch den Duft des schützenden Waldes heim – mit **Balsamtanne, Fichte** oder **Sandelholz**.

- Nimm einen tiefen Atemzug aus dem Fläschchen.
- Gib einen Tropfen hinter das Ohr und trage den Duft als Parfüm. Bei jeder Bewegung wird er deine Sinne berauschen und dich an Glück erinnern.
- Nimm dir Zeit nur für dich selbst. Richte dein Herz himmelwärts und „lausche“ dem Duft, wie er dich auf Händen trägt, dem Licht und der Liebe entgegen.
- Fühle die Schwingung und lausche ihrem lieblichen Ton. Jedes Lebewesen, selbst der vermeintlich „unbelebte” Stein, sendet Wellen der Liebe aus, die der *göttliche Atem* ihm einst, am Anbeginn der Zeiten, eingehaucht hat, zu dem einzigen Zweck: Liebe zurückzugeben.

Das gesamte Universum kennt den heiligen Urton der Liebe und singt ihn unablässig in Ehrfurcht und Dankbarkeit. Du fühlst ihn im Duft der Rose. Du hörst ihn im Rauschen der Blätter in der Baumkrone. Das Zwitschern der Vögel, das Lachen und Weinen der Kinder, das Plätschern des Bächleins – alles singt diesen heiligen Ton. **Suchst du nach Heilung, entdecke das *Wunder in deinem Leben.***[1] Finde Ruhe in den Armen der Liebe. Das Wichtigste, das du jetzt zur Genesung brauchst, ist Friede und Ruhe des Herzens. Daher tue alles, was dich beruhigt und glücklich macht.

Anwendung ätherischer Öle

Die Anwendung ätherischer Öle geschieht über **das Einatmen, über die Haut und als Nahrungsergänzung**:

- **Über das Einatmen** gelangen ätherische Öle über die Schleimhäute und die Lunge in den Blutkreislauf. Beliebt ist das Diffundieren eines ätherischen Öls mittels eines Aroma-Diffusers, etwa **mit Eukalyptus, Pfefferminze** oder **Zitrone**.
- **Über die Haut** und die Schleimhäute gelangen ätherische Öle aufgrund ihrer kleinen Molekularstruktur leicht in den Blutkreislauf und in das Zellgewebe. So beeinflussen sie den ganzen Organismus. Beliebte Öle sind **Lavendel, Weihrauch** und **Myrrhe**.
- **Über die Nahrung** gehen ätherische Öle einerseits über die Mundschleimhaut in den Blutkreislauf, andererseits wird ein Teil der Wirkstoffe über den Magen-Darm-Trakt aufgenommen. Beliebte Öle dafür sind **Salbei, Thymian** und **Majoran**. Für die Verdauung hilfreich sind **Anis, Fenchel, Dill, Koriander, schwarzer Pfeffer** und **Copaiba**.
- **Über die Sinneszellen der Nase** gelangen die Duftinformationen in das Gehirn und regen das Erinnerungszentrum an, etwa mit Düften wie **Rose, Geranie, Ylang Ylang** oder **Jasmin**.

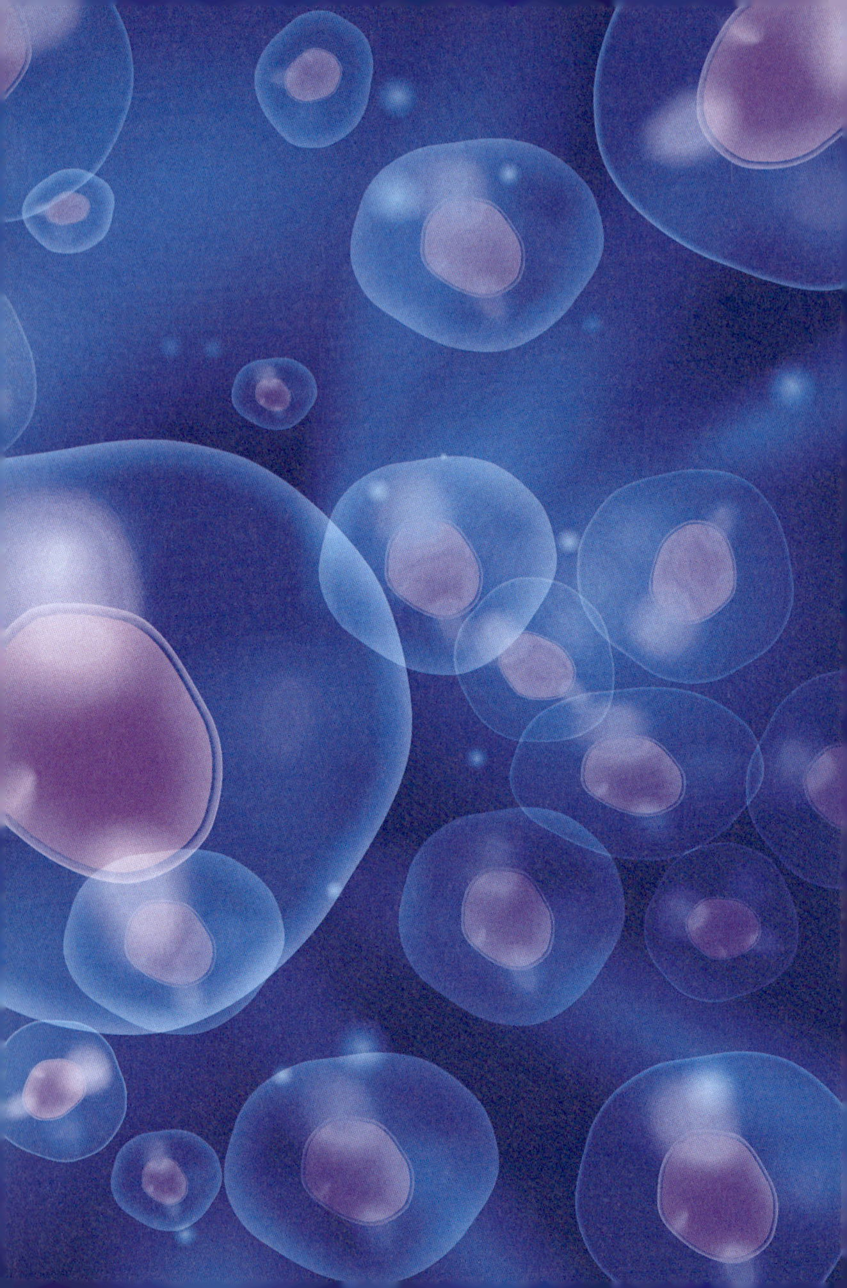

Wenn die Zellen um Hilfe rufen

Die Zelle, die nicht sterben will

Deine Zellen sind deine besten Freunde – und du hast hundert Billionen davon! Zellen bestehen aus Atomen, und jedes Atom besteht aus einem Atomkern, dem Proton und Elektron. Das **Elektron** erhält hier unsere besondere Aufmerksamkeit, denn es ist verantwortlich für deine **Gesundheit und Lebensenergie**.

Das Elektron fliegt rasend schnell mit 2.000 Stundenkilometern pro Sekunde um den Atomkern. Diese Geschwindigkeit ist nötig, um deine Zellen und dich energiegeladen zu halten. **Je höher und schneller das Elektron** in seiner Umlaufbahn den Atomkern umkreist, **desto mehr Lebensenergie** hast du. Denke nur an kleine Kinder. Sie sind voll Lebensenergie, denn ihre Elektronen haben eine große Schwungkraft.

Wird das Aktionspotenzial des Elektrons – durch **Alter, schlechte Ernährung** oder **Umweltgifte** – schwächer und schwächer, sinkt der Energiepegel dramatisch ab. Wir fühlen uns müde, abgeschlagen und krank. Wenn das Elektron auf den Nullpunkt zurückfällt, bedeutet das Tod; einerseits den Tod der Zelle und andererseits, wenn alle Elektronen ihre Spannkraft verlieren, unseren Tod. Das ist ein Grundgesetz.

Wie du deine Gene steuerst

Die Wissenschaft verfolgt bei der Entstehung von Krebs zwei grundverschiedene Ansätze. Die einen sind der Meinung, Krebs sei eine genetisch bedingte Krankheit, während die andere Lehrmeinung Krebs als eine Stoffwechselerkrankung sieht. Die Ursache von Krebs bleibt bis heute nach medizinischer Erkenntnis ungeklärt. **Die Wahrheit liegt in der Synergie beider Gedankenwelten**, das lehrt der geniale Forscher und Aromatherapeut **Helmuth Matzner** in seiner Akademie *Salutogenese und Prävention*. Er erklärt, wie strahlende Gesundheit bis ins hohe Lebensalter für dich möglich ist. Zugleich zeigt er auf, wie Gesundheit oder Krankheit – gemäß deines Bewusstseins – verborgen auf deinen Genen gesteuert wird. Die **Schalter der Gene, die Methylgruppen**, greifen wie ein Virtuose am Konzertflügel in die Tasten, um dich entweder lachen oder weinen zu lassen. Du selbst bist der Konzertmeister!

Willst du völlige Gesundheit oder willst du durch den Prozess von Krankheit und Schmerzen gehen, um diese Lektion des Lebens zu lernen? Es liegt allein an DIR!

Dieser Ratgeber, der die Erkenntnisse dieses großen Forschers wiedergibt, zeigt den schnellsten und einfachsten Weg aus einem vorprogrammierten Übel – Krebs – hin zu körperlicher, emotionaler und geistiger Freiheit.

Die Zelle passt sich den Umständen an

Es ist von größter Wichtigkeit, dass du die **Zellphysiologie** verstehst! Dadurch wirst du die Grundlagen deiner Gesundheit oder Krankheit begreifen und lernen, worum es bei jeder unserer Zivilisationskrankheiten geht, von Alzheimer, Diabetes, Herzerkrankungen bis zu Rheuma oder Krebs. Diese verschiedenen Klassifizierungen von Krankheiten spiegeln ja nur das eine Überlebensprogramm der Zellen wider.

Was ist Krankheit (Anpassung)?

- Krankheit ist entweder eine **Anpassung** der Körperzelle an **äußere Umstände** – etwa Bakterien-, Pilz- oder Virenbefall und Verletzungen aller Art.
- Oder es ist eine **Anpassung** der Körperzelle an zelluläre, **innere Umstände** wie Stress – Stress in jeder Form. Dazu gehört auch Getreidenahrung, die im Körper zu Glukose umgewandelt wird, und natürlich Zucker und zuckersüßes Obst. Zucker ist höchster Stress für die Zellen und daher ihr erklärter Erzfeind.

Warum bist du krank?

- Du bist krank, weil du durch **Nichtwissen** deine Zellen unterdrückst, sie übersäuerst, ihnen die Lebensgrundlage durch nährstoffarme Ernährung entziehst und sie verhungern und verdursten lässt, ihre schmerzhaften Hilferufe nicht hören willst und sie stattdessen mit Arzneimitteln betäubst. Übernimm die volle Verantwortung für deinen Körper!

- Komme mit einfachen Mitteln – **Nahrungsmitteln** – deinen Zellen zu Hilfe. Baue sie auf und führe sie wieder zurück zur Gesundheit. Das ist kein frommer Wunsch. Das ist für unzählige dankbare Krebsüberlebende Realität geworden! Warum hörst du in den medizinischen Fachzeitschriften, in den Medien, in den Schulbüchern nichts darüber? Bedauerlicherweise ist das kein profitabler Geschäftszweig.
- Daher ist die **einzige reale Lösung**, wie fortgeschritten oder ausweglos deine jetzige Situation auch sein mag, den einfachen Schritten in diesem *9-Punkte Anti-Krebs-Programm nach Helmuth Matzner* so lange vertrauensvoll zu folgen, bis auch du erste Erfolge siehst. Von da an ist der Weg stetiger Gesundheit ein leichter, freudvoller und der einzig verantwortungsvolle Weg.

Was macht dich krank?

Reizüberflutung macht Stress. Stress macht krank. Dabei spielen „Umweltgifte" eine wichtige Rolle:

- **Chemie beladene Nahrungsmittel:** Fertiggerichte oder vorgekochte Speisen aus dem Laden sind tote Nahrung, die den Zellen keine Nährstoffe zuführen. **ZUCKER**, also Stärkeprodukte (Getreide) und Süßspeisen sowie Fruchtzucker in Obst, sollte vermieden werden. Wähle Bio-Gemüse und Kräuter und ernähre dich elektronenreich!
- **Chemische Umweltgifte in der Atemluft:** Indoor- wie Outdoor-Luftverschmutzung ist heute zu einem Gesundheitsproblem geworden. Verwende einen **Aroma-Diffuser**. Ein hochwertiges ätherisches Öl hat die Eigenschaft, Krankheitserreger (Viren, Bakterien, Schimmelpilze etc.)

sowie Mikroplastik und Schwermetalle aus der Luft zu entfernen, indem sie sich an die Schadstoffe heften und sie unschädlich machen.

- **Chemische Umweltgifte im Wasser:** Wasser ist ein Überlebensfaktor für jede Zelle. Trinke viel reines Wasser, also kein Mineralwasser, sondern reines Wasser aus der Leitung. Ein **Wasserfilter** ist angeraten, um chemische Umweltgifte von Landwirtschaft, Industrie und vor allem von Medikamentenrückständen zu reinigen.
- **Synthetische Stoffe in Pflegeprodukten, Kosmetik und Kleidung:** Verwende ausschließlich Körperpflege- und Kosmetikprodukte mit biologischen, chemiefreien Inhaltsstoffen – deinen Zellen zuliebe!
- **Chemische Umweltgifte in Haushaltsreinigern:** Halte dich fern von allen bekannten krebserregenden und die Zelle schädigenden chemischen Inhaltsstoffen! Verwende **Bio-Reiniger** mit reinen ätherischen Ölen.

Ätherische Öle gegen Stress im Alltag

- Fühlst du dich gestresst, nimm sofort einen tiefen **Atemzug** aus deinem Ölfläschchen. Im Notfall kann es jedes ätherische Öl sein, das du gerade zur Hand hast. Halte auch für stressvolle Situationen (z.B. ein Besuch beim Zahnarzt, das Autofahren im dichten Straßenverkehr etc.) dein „Notfallöl" bereit – das ist dein Lieblingsduft, etwa **Zitrone, Baldrian, Geranie, Pfefferminze** oder eine Mischung daraus.
- Wähle ein beruhigendes Öl oder eine Ölmischung, die deinen Zellen Ruhe und Frieden signalisieren, zum Beispiel **Balsamtanne, Lavendel, Mandarine** oder **Vanille**.

- Schalte den **Aroma-Diffuser** ein und nimm dir eine Auszeit. Hänge friedlichen Gedanken nach und lasse den Berufs- und Lebensstress ziehen. Verbinde dich mit deinen Gefühlen.
- **Leistungsfähigkeit** bis ins hohe Alter heißt „ewige Jugend". Stelle dir ein Leben ohne Schmerzen vor, ohne Stress, ein Leben in Leichtigkeit – wie in glücklichen Kindertagen. So unbelastet wollen deine Zellen leben, und sie arbeiten unermüdlich daran.

Das Leben ist ein Elektronenfluss

Vom Erregungszustand in den Grundzustand

- **Basen** sind **Elektronenspender** (links im Periodensystem: Natrium, Kalium, Kalzium usw.). Ätherische Öle sind basisch.
- **Säuren** sind **Elektronenräuber** (rechts im Periodensystem: Chlor, Brom, Jod, Sauerstoff, Schwefel, Stickstoff, Phosphor usw.) Es fehlen ihnen zwei Elektronen zur Sättigung.
- **Die Spannung** zwischen dem Elektronenfluss der elektronen-spendenden Basen und der elektronen-fordernden Säuren ist der Zustand, den wir körperliches **Leben** nennen.
- Bricht der **„Elektronenfluss"** durch Mangelernährung der Zelle ein, kann der lebenswichtige **Sauerstoff,** der Elektronen zur Sättigung braucht, nicht versorgt werden.
- **Sauerstoffradikale** reißen daher die Elektronen aus gesundem Gewebe. Wir werden elektronenlos = energielos = krank = Diagnose **Krebs**.

- Bricht die **Versorgungskette** zusammen, stirbt die Zelle den Hungertod. Ohne genügend **Elektronen** (aus Gemüse, Obst, ätherischen Ölen) ist der Sauerstoff, der Elektronenräuber, in der Überzahl. Es werden zu viele Proteine gebildet, die wir dann als Wucherung bezeichnen.

Durch Mangelerscheinungen fällt das Aktionspotenzial der Zelle **vom hohen Erregungszustand in den Grundzustand,** vom Leben in den Zelltod.

Die Zelle braucht Sauerstoff zum Überleben

- **Die Mitochondrien** – „die Kraftwerke der Zellen" – produzieren über Sauerstoff den **einzigen Treibstoff in unserem Körper: ATP** (Adensosintriphosphat). Je nach Zelltyp kommen 2.000 Mitochondrien in einer Zelle vor, und ATP ist der wichtigste **Energielieferant** für viele Prozesse in jeder Zelle. Das heißt: **Die Zelle braucht den Sauerstoff zum Überleben!**
- **Über die Ernährung** wird dem Körper ebenfalls Sauerstoff zugeführt. Die sogenannten OH-Gruppen (Hydroxygruppen) bestehen aus Stärkeprodukten, die wir besonders gerne zu uns nehmen: **Brot, Klöße, Nudeln oder Pizza**. **Stärke** wird im Körper zu Glukose (Zucker) umgewandelt. Auch Fruchtzucker ist Stärke.
- **Zucker ist Sauerstoff**. Er ist des Körpers größter **Feind**. Sauerstoff ist für die Zelle Stress. Stress erzeugt vermehrt Sauerstoff; und ungesättigter Sauerstoff, der nach einem Elektron verlangt, ist höchst aggressiv.

- **Medikamente sind aggressive Elektronenräuber.** Zu starke UV-Strahlung, Abgase und Umweltgifte werden im Körper ebenfalls zu freien Radikalen. Auch oxidativer Stress, ausgelöst etwa durch emotionalen Schock, schüttet vermehrt Sauerstoff aus, der freie Elektronen zur Sättigung braucht.

*Sauerstoff ist wichtig,
um die Zelle vom Grundzustand
in den Erregungszustand zu bringen.
Sauerstoff braucht Elektronen zur Sättigung.*

Ätherische Öle sind überreiche Elektronenspender!

- **Elektronenspender** sind grünes **Gemüse**, Chlorophyll, Kräuter, Sprossen und Obst, reich an ätherischen Ölen – unsere **Nahrungsmittel** eben!
- **Ätherische Öle**, die aus unseren Küchenkräutern destilliert werden, sind **gewaltige Elektronenspender**, einerseits wegen ihrer Ringstruktur, die sehr viele Elektronen beherbergen kann, und andererseits, weil sie durch die Dampfdestillation um ein Vielfaches konzentrierter als frische oder getrocknete Kräuter sind.

Körperliche, emotionale und mentale Elektronenprobleme

- **Körperliche Probleme sind Elektronenprobleme:** Führen wir den Zellen reichlich **Elektronen** zu, dann werden wir gesundheitliche „Wunder“ erleben.
- **Emotionale Probleme sind Elektronenprobleme:** Ein **manisch depressiver** Mensch ist jemand, dessen Elektro-

nen einmal himmelhoch jauchzend und dann wieder zu Tode betrübt sind. Reichlich Elektronennachschub bringt Freude und Schwung ins Leben und gleicht Gemütszustände aus.

- **Mentale Probleme sind Elektronenprobleme:** Wenn der Verstand sich wie ein Kreisel um Probleme dreht, die wir nicht mehr ändern können, bringen Elektronenwolken Kraft und Mut, um durchzuhalten.
- Nähre deinen **Körper**, die **Gefühle** und die **Gedanken** mit „elektronenreicher Kost", das heißt mit Naturkost, Freude und aufbauenden Denkmustern, und erschaffe dir eine glückliche Welt.

Du kannst JEDE freie Elektronenkette erzeugen!
Mut, Erfolg, Herzensfreude, Liebe ...

Wie lenken wir Elektronen in die richtigen Bahnen?

Wir arbeiten mit Herz und Verstand. Hier sind einige Tipps:

- Man atmet ein duftendes **ätherisches Öl** tief ein und folgt den Duftnoten in ätherische Höhen. Du fühlst den Elektronenschub, wenn Freude ins Herz kommt.
- Alles, was **Stress reduziert** und unser Leben entschleunigt, hilft. Duft ist dabei immer die „Erste Hilfe"!
- Lausche einer anhebenden **Musik**, um Gedanken himmelwärts zu tragen.
- **Gebet** und spirituelle Praktiken schenken Einsicht und Frieden. Inspiration ist auch ein Erregungszustand der Zellen.

Die Ursache von Krebs ist ein akuter Elektronenmangel

- Je mehr **elektronenreiche Nahrung** der Körper erhält, desto mehr ATP (**Energie**) entsteht während der Zellatmung.
- Je mehr **stärkehaltige Produkte**, die sogenannten OH-Gruppen oder **Elektronenräuber**, man isst, desto aggressivere Elektronenschäden erleidet die Zelle.
- Holt sich das freie Sauerstoffradikal ein Elektron vom Kalzium, dann bekommt man „nur“ Osteoporose.
- Raubt sich der freie Sauerstoff aber das Elektron vom **Zellkern**, von den **Methylgruppen** – den Schaltern der Gene – **dann haben wir Krebs**.

TIPP: Krebspatienten, die wieder gesund werden wollen, dürfen in der Rekonvaleszenz keine OH-Gruppen zu sich nehmen. Damit fallen alle Stärkeprodukte weg! (Aber keine Sorge! Es gibt wunderbare Kochbücher, z.B. das Kochbuch **Krebszellen mögen keine Himbeeren** von Dr. Richard Béliveau, mit leckeren Rezepten, auch für getreidefreies Brot und Nudeln.)

*Schneidet man die Krebszellen von Glukose ab, ist das die **erfolgreichste Krebstherapie**.*

Warum bekommen wir Krebs?

Wenn die Methylgruppen (Schalter) auf den Genen fehlen, werden ununterbrochen Eiweiße produziert, was zu Wucherungen führt.

- **Die „sichtbare" Ursache** einer Krebserkrankung ist das Fehlen der Methylgruppen, der Schalter an den Genen. Es ist die **Methyllosigkeit**.
- **Die „unsichtbare" Ursache** liegt in dem Umstand, dass **Methylgruppen** basisch sind.
- Das heißt, Methylgruppen geben Elektronen ab, sie sind **Elektronenspender**. Der Sauerstoff braucht Elektronen. Er ist ein **Elektronenräuber**.
- Der **Mangel an Methylgruppen** sowie der Mangel an Elektronenpotenzial ist daher das große Problem. Hier sollte die Krebstherapie ansetzen.

Ein Tumor wird diagnostiziert, wenn wir einen genomweiten Elektronenmangel haben!

Wie kann Krebs vermieden werden?

- Die Vermeidung von **stärkehaltigen Nahrungsmitteln** wie Brot, Nudeln, Klöße, Kuchen und das Essen von **reichlich Gemüse** und etwas Obst (besonders Beeren) ist dein Rettungsanker. Es ist die Gesundheitskost, die dich wieder ins Leben zurückholt. Grünes Gemüse, Sprossen, Kräuter und Samen reduzieren Entzündungen, die Grundlage wohl aller Krankheiten.

- Laut Studien könnten etwa **40% aller Krebserkrankungen** in Deutschland **vermieden** werden, würde man sich eines gesunden Lebensstils befleißigen: Nicht rauchen, gesund essen, sich keinen zusätzlichen Umweltgiften aussetzen.
- Die gezielte Ernährung der Zellen steht an erster Stelle, denn jede Zelle ist auf die **Nährstoffe** der Natur angewiesen, die wir ihnen zuführen. Es gibt essenzielle, das heißt **lebenswichtige** Nährstoffe – wie wir im *9-Punkte-Anti-Krebs-Protokoll* sehen werden – die der Körper nicht selbst herstellen kann und die daher zugeführt werden müssen.
- Die richtige Ernährung und Pflege unserer Zellen verhindert die Entstehung von Krebs und kann den Krankheitsverlauf stoppen und revidieren.

Eine Krebszelle hat tausendmal mehr Duftrezeptoren

Ausgestattet mit tausendmal mehr Duftrezeptoren als eine normale Zelle, startet die Krebszelle ein Sonderprogramm. **Darum haben ätherische Öle eine gewaltige Bedeutung für Krebskranke!**

Was hat Prostatakrebs mit Duft zu tun?

Es ist Prof. Dr. Hanns Hatt an der Universität Bochum gelungen, wissenschaftlich zu belegen, dass **Prostatakrebs** (und alle anderen Krebsarten) sogar sehr viel mit ätherischen Ölen zu tun hat. In seinen Büchern *Dem Rätsel des Riechens auf der Spur* oder *Das Maiglöckchen-Phänomen* erzählt er über das Riechen und wie es unser Leben bestimmt.

Duftrezeptoren können viel mehr als nur gut riechen!

- „Aktiviert ein Molekül einen Duftrezeptor, kann das die Zellen anregen, sich vermehrt zu teilen, zu bewegen oder bestimmte Botenstoffe freizusetzen. Auch auf den Zelltod haben die Rezeptoren Einfluss."
- „Das breite Muster an zellbiologischen Wirkungen beruht auf der besonderen Fähigkeit der Duftrezeptoren, sehr unterschiedliche Signalwege in Zellen anzuschalten."

Duftrezeptoren in Krebszellen rufen um Hilfe

Warum hat eine Krebszelle tausend Mal mehr Duftrezeptoren als eine normale Zelle? Ist es ein Warnsignal oder ein Kommunikationsmittel?

- Wir wissen, dass alle Zellen Duftrezeptoren haben, selbst Einzeller, die Milliarden Jahre alt sind. Diese Rezeptoren sind für das Lebewesen notwendig, damit es in seiner Umgebung mit entsprechenden Signalen überleben kann.
- Die Krebszelle, die am Verhungern ist, bettelt um ihre lebenswichtigen Methylgruppen und Elektronen. Dabei fährt sie ihre „Antennen", ihre Duftrezeptoren aus. Je mehr Duftrezeptoren ausgefahren werden können, desto mehr Methylgruppen kann man erwarten. **Daher haben Krebszellen so viel mehr Rezeptoren.**
- Führen wir den Zellen über das Auftragen von ätherischen Ölen (z.B. auf den Fußsohlen) und durch das Essen von Kräutern und viel Gemüse genügend Methylgruppen und Elektronen zu, dann **ist die Zelle gut versorgt, gewinnt Energie und kann sich erholen.**

- Billionen Zellen brauchen genügend Nachschub, um einen Unterschied zu machen. Da werden ein bis zwei Tropfen eines ätherischen Öls nicht ausreichen.

Duftrezeptoren sind Tumormarker

Nachdem die Zellen mit einem wässrigen Biofilm, der sogenannten Glykokalix, geschützt sind, können bei Austrocknen des Wasserfilms (bei zu wenig Wassertrinken!) die sogenannten Muzinsteher einbrechen. Diese gelangen ins Blut und werden als Tumormarker sichtbar.

Das Forscherteam um Prof. Hatt sieht Potenzial in ätherischen Ölen für die Krebstherapie, besonders bei **Darm-** und **Blasenkrebs.** „**Hautregeneration, Verdauung** und **Haarwachstum** können über Riechrezeptoren reguliert werden ... und (ätherische Öle werden) bereits bei **Wundheilung** und **Verdauungsproblemen** therapeutisch eingesetzt."[2]

Ätherische Öle sind Träger dieser wichtigen Stoffe: Elektronen und Methylgruppen

TIPP: Es ist daher unsere wichtigste Aufgabe, die Zellen mit Methylgruppen und Elektronen zu versorgen – mit elektronenreicher Ernährung und ätherischen Ölen.

Ätherische Öle sind als Benzolring aufgebaut, worin viele Elektronen sich frei und ungehindert bewegen und Sauerstoffradikale leichten Zugriff dazu haben.

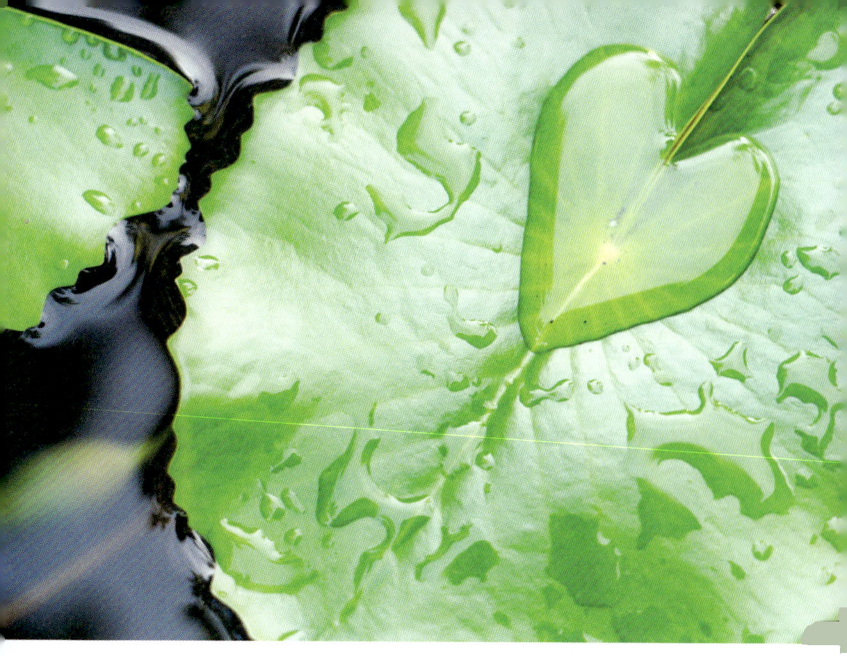

Ätherische Öle sind keine Medizin

Sie sind Kosmetika – und **Kosmos heißt Ordnung**. Das heißt, ätherische Öle bringen genetische Ordnung in die Zelle, damit sie ihren Aufgaben wieder nachkommen kann.

Warum das Herz niemals Krebs bekommt

- Alle Zellen sind zwar gleich gebaut und mit dem gleichen Genpotenzial ausgestattet, doch durch die Methylschaltungen produzieren sie verschiedene Eiweiße. Außerhalb der Zelle befindet sich **Natrium**, innerhalb der Zelle **Kalium**.
- Jede Zelle hat eine durchschnittliche Spannung von -70 mV (Millivolt). (Nervenzellen haben zwischen -50 und

-100 mV.) Innen ist minus, außen ist plus. **Das Herz hat eine Spannung von -70 mV.**

- Lässt die Zellspannung nach und funktioniert der Austausch nicht mehr, fällt die Spannung immer mehr ab. **Eine Krebszelle hat nurmehr -20 mV.** Sie verliert die wichtigen Methylgruppen, **verliert ihre Spannung und stirbt.**
- Die Herzzelle kann deswegen keinen Krebs bekommen, weil sie immer auf -70 mV Membranpotenzial arbeiten muss, sonst ist der Körper sofort tot. Wenn alle anderen Zellen das Ruhepotenzial von 0 mV bereits erreicht haben, verliert auch die Herzzelle ihre Spannung. Daher ist das letzte Organ, das beim Sterben den Dienst einstellt, das Herz.

TIPP: Die Zelle ist also auf den Austausch von Kalium und Natrium angewiesen, aber 75-90% aller Menschen in der westlichen Welt haben einem Kaliummangel. Lasse deinen Kaliumstand von deinem Gesundheitsexperten ermitteln!

Nahrungsmittel reich an Kalium sind: Spinat, Meerrettich, Brokkoli, Avocado, Karotten, Kohlrabi, Tomaten, Bananen, Aprikosen, Nüsse oder die chinesische Wolfsbeere, auch Gojibeere genannt.

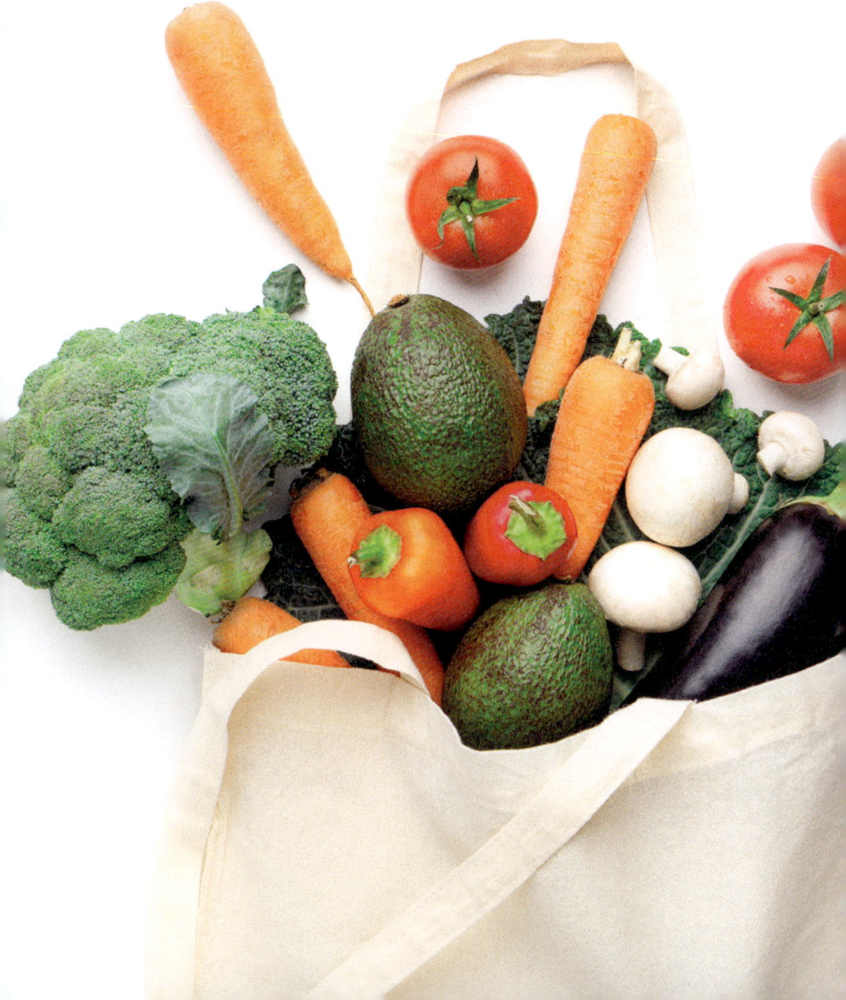

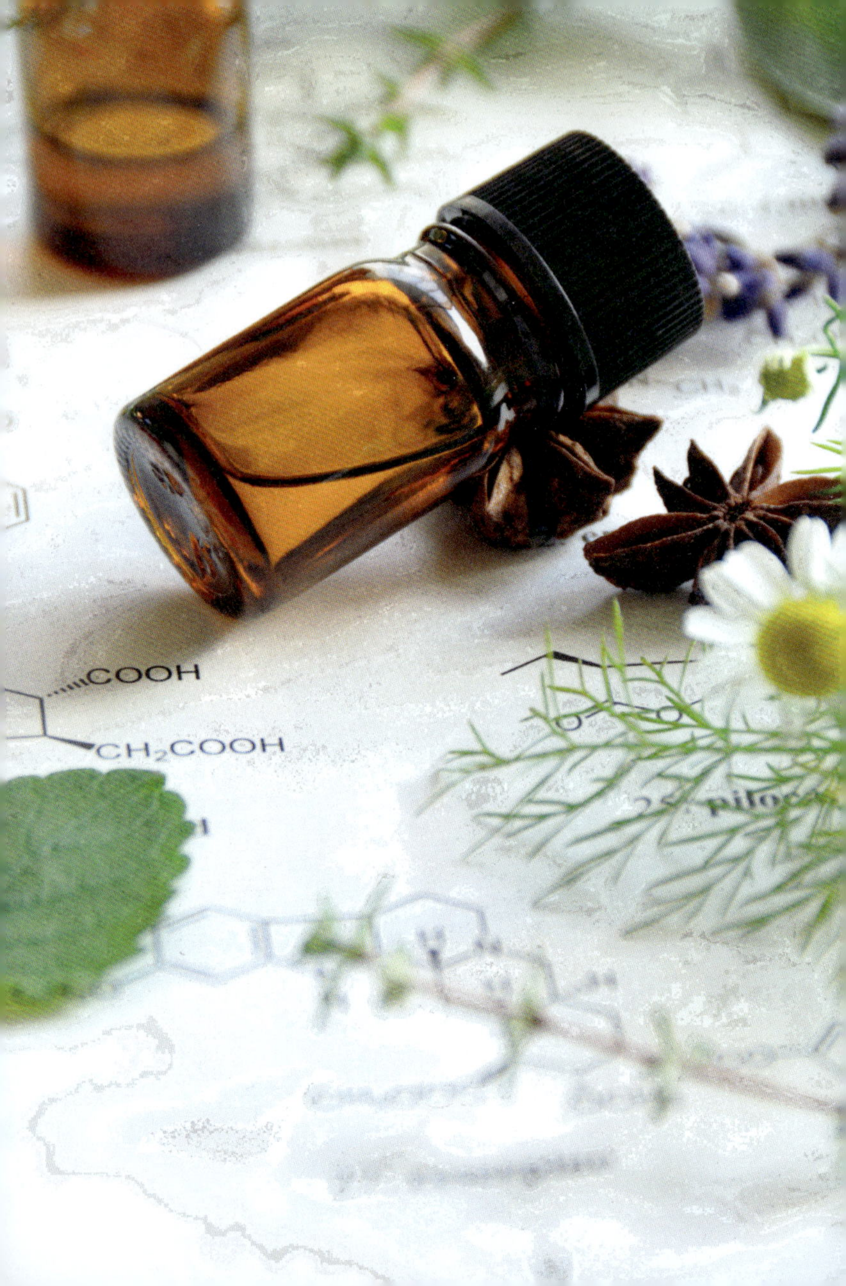
COOH
CH_2COOH

Was die Wissenschaft über ätherische Öle und Krebs sagt

Ätherische Öle und die Krebsforschung

Der Ursache von Krebs auf der Spur

Laut dem *Deutschen Krebsforschungszentrum* (DKFZ), einem der renommiertesten Krebsforschungszentren weltweit, erkranken jedes Jahr in Deutschland etwa eine halbe Million Menschen neu an Krebs.

An diesem Zentrum forscht Christoph Plaas mit David Brocks an den verschiedenen Stadien des Prostata-Karzinoms und konnte erstmals die Ursache von Krebs sichtbar machen: **Je fortgeschrittener ein Krebs ist, desto mehr Methylgruppen fehlen.** Das heißt, das Fortschreiten eines Tumors verläuft proportional zum Verlust der Methylgruppen in den Zellen.

Dieses Wissen ist von höchster Wichtigkeit für dich! Es trifft auf jede Art von Krebs zu. Die verschiedenen Zellen (Lungen-, Leber-, Darmzellen usw.) unterliegen demselben Lebensprinzip, und es ereilt sie dasselbe Schicksal.

Der Kampf um Leben und Tod wird am Genom ausgetragen.

Zellen haben ein Ablaufdatum

Im Laufe ihres Lebens erfüllen die Zellen allerlei Funktionen, vermehren sich und sterben nach einer gewissen Zeit den programmierten, regulierten Zelltod, bekannt als **Apoptose**. Die Zelle schrumpft, zerfällt und wird von den Makrophagen (Fresszellen des Immunsystems) abgebaut und komplett beseitigt. Das ist der normale Lebenszyklus einer gesunden Zelle. Um fit und bis ins hohe Alter „jugendlich" zu bleiben, brauchen wir ständig neue, junge Zellen.

Bei einem Erwachsenen sterben in jeder Sekunde rund fünfzig Millionen Zellen ab, und fast genauso viele werden im selben Zeitraum wieder neu gebildet.

Hast du gewusst, dass jeder Mensch zwischen 100.000 und **einer Million Krebszellen pro Tag** produziert? Das wachsame Immunsystem sendet seine Fresszellen aus, um täglich aufzuräumen.

In wissenschaftlichen Studien wurde bewiesen, dass **ätherische Öle** den Zelltod von Krebszellen herbeiführen können und somit auch „aufräumen" helfen.

Wie entsteht Krebs?
Aufgrund der genomweiten Methyllosigkeit
entstehen zu viele Proteine,
die wir dann als Wucherung bezeichnen.

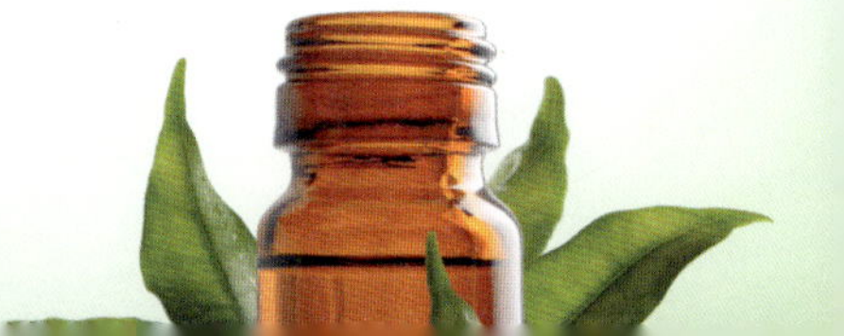

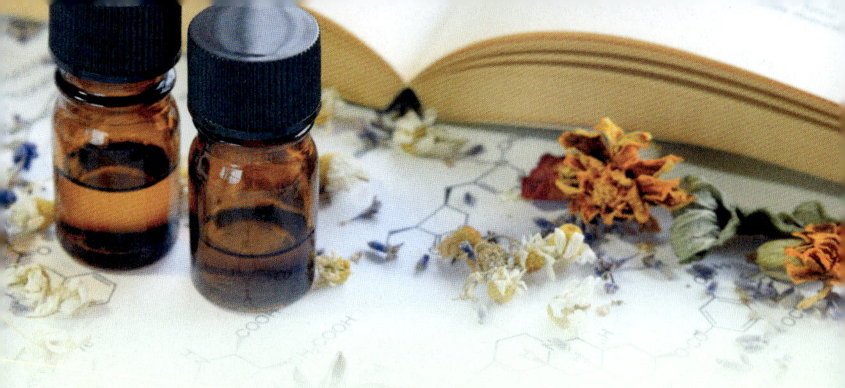

Unzählige Forschungsarbeiten kannst du auf pubmed.gov studieren.

Aus Platzmangel ist hier nur eine kleine Auswahl:

- Thymian – Prostata-, Brust- und Lungenkrebs [3, 4]
- Lavendel und der Darmkrebs [5, 6]
- Weihrauch hemmt Tumorwachstum, leitet Apoptose ein [7]
- Weihrauch und der Blasenkrebs [8, 9]
- Zitronenschale – ein Antikrebsmittel [10, 11]
- Oregano und der Hautkrebs[12, 13]
- Myrrhe tritt gegen Magenkrebs an[14, 15]
- Pfefferminze bei Übelkeit und Erbrechen [16, 17]
- Zitronengras versus Lungenkrebs [18, 19]
- Zitronengras induziert Apoptose in Lungenkrebs [20]
- Grüne Minze und Prostata-Karzinom [21]
- Grüne Minze hat antimutagene Wirkung [22, 23]
- Nelke hat antikarzinogene und antibakterielle Wirkung [24, 25]
- Zimt – Die antibakterielle Wirkung bei Darmkrebs [26, 27]
- Sandelholz – Bei Brust-, Prostata- und Hautkrebs [28, 29, 30, 31, 32]
- Melisse mit antitumoralen Eigenschaften [33, 34]

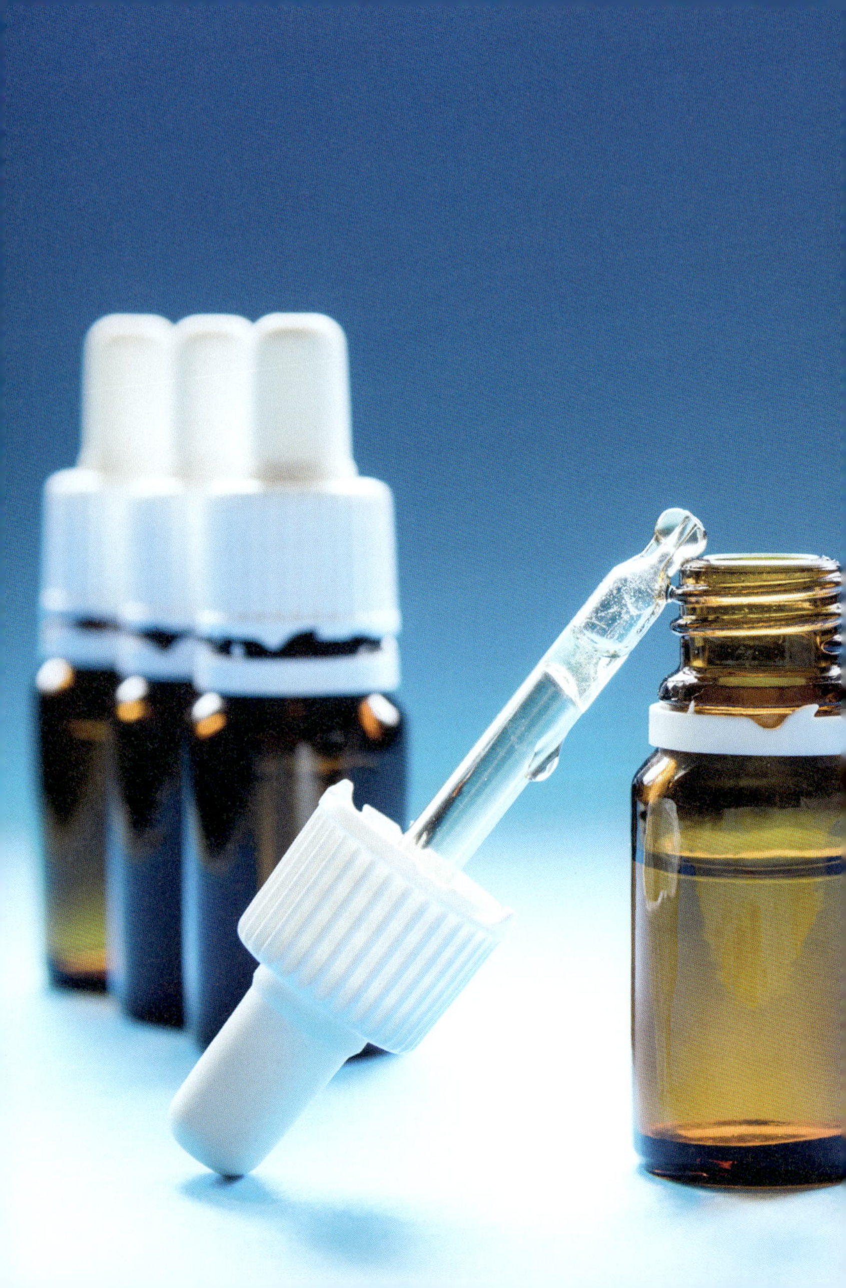

Das Anti-Krebs Protokoll

Das 9-Punkte-Programm nach Helmuth Matzner

Dieser Abschnitt ist das **Herzstück** dieses Anti-Krebs *9-Punkte*-Praxis-Ratgebers. Er zeigt dir Schritt für Schritt, was deine Zelle braucht und wie du auf der Zellebene Krankheiten verhinderst oder besiegst. Das gilt für jede Art von Krebs sowie für all unsere vielen Zivilisationskrankheiten. Wenn du weißt, was die Zelle benötigt und es ihr gibst – reichlich gibst – dann machst du 100 Billionen Zellen glücklich, und sie können nach besten Kräften für dich arbeiten, wie es seit jeher vorgesehen ist.

Ich zitiere zusammenfassend aus dem Ratgeber *Ätherische Öle sind geniale Elektronenspender. Fast jede Krankheit ist ein akuter Elektronenmangel. Das 9-Punkte-Programm nach Helmuth Matzner.*[35] Die detaillierte Erklärung findest du dort.

Unser Los ist nicht Krankheit …
Krankheit geben wir uns selbst!

Dieses Kapitel ist in vier Gruppen unterteilt:

1. Das Bewusstsein
2. Die Grundversorgung
3. Die Körperliche Remythelierung (Aufbau der Zellgesundheit)
4. Die Psychische Demethylierung (Abbau krankmachender Einflüsse)

Punkt 1: Das Bewusstsein

Mit dem richtigen Bewusstsein an die Heilung herangehen

- Du „bist" nicht krebskrank. *Du BIST Seele, **unendlicher, ewiger Geist,*** ein ***Funke göttlicher Liebe*** in einen Körper investiert. Der Sinn des Lebens ist es, diese göttliche Liebe, die du bist, sichtbar zu machen – Liebe zu werden.
- Auf die Frage „Warum habe gerade ich Krebs?", lautet die einfache Antwort: **Erfahrung**. In diesen Welten waltet das Gesetz von **Ursache und Wirkung**. Aus den Folgen unserer Handlungen lernen wir.
- Man kann keine **Heilung** erwarten, wenn man die **Lektion** nicht gelernt hat. Die menschliche Natur ist oft träge. Wir ändern meist nur dann etwas, wenn uns das Wasser bis zum Hals steht.
- Jedes **Atom** strebt unaufhörlich danach, die Aufgabe zu erfüllen, für die es geschaffen wurde. Bevor die Zelle qualvoll verhungert (**Nährstoffmangel**), passt sie sich der Situation an (**Anpassung, Krankheit**). Wenn freie Sauerstoffradikale Elektronen zur Sättigung aus dem gesunden Gewebe reißen, kommt es zur **Verätzung**. Werden die Elektronen aus dem Zellkern geraubt, entsteht **Krebs**.

Die Zelle kämpft für dich bis zum Tod und regt vor dem Sterben die Nachbarzellen an, noch Unmengen neuer Zellen (**Wucherungen**) zu bilden, in der Hoffnung, dass du überlebst.

Du hast die Verantwortung über deinen eigenen Körper. Komme deiner Zelle zu Hilfe, indem du das *9-Punkte-Programm* befolgst. Dein Körper verhungert! Im Folgenden findest du „die Grundversorgung“ für deine Zellen.

Punkt 2: Die Grundversorgung Das Lebenselixier Wasser Das elektronenreiche Steinsalz

Das Lebenselixier Wasser

- Jede Zelle braucht Wasser zum Überleben. Wasser ist ein **Grundnahrungsmittel**. Der Körper besteht zu 70-80% aus Wasser.
- Jede Zelle ist von Wasser (Biofilm) umgeben, das sie vor feindlichen Viren und Bakterien schützt. Es ist die erste **Barriere gegen Krankheit**.

Wenn wir zu wenig oder gar kein Wasser trinken, wird die Schutzschicht beschädigt. Bakterien bohren sich in die Tiefe und verursachen eine **Entzündung**. Dadurch ist das Immunsystem im Dauerstress. Entzündungen öffnen Krankheiten Tür und Tor.

- Mit Wasser sind nicht Mineralwasser, Tee oder andere Getränke gemeint, sondern **reines Wasser.** Es dient zur Versorgung, Signalleitung und Reinigung der Zellen.

***Demenz** = wenig Wasser trinken*
***Alzheimer** = noch weniger Wasser trinken*

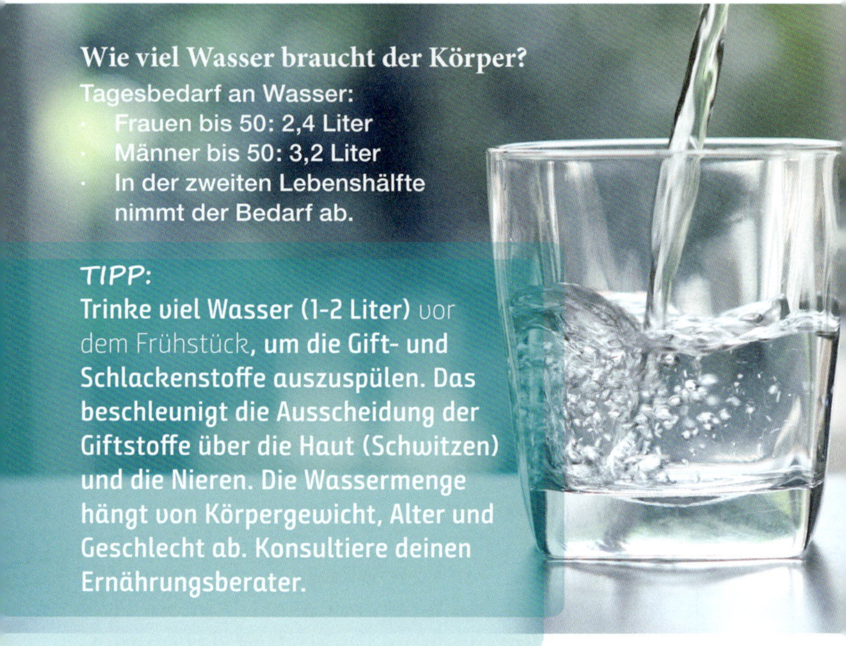

Wie viel Wasser braucht der Körper?

Tagesbedarf an Wasser:

- Frauen bis 50: 2,4 Liter
- Männer bis 50: 3,2 Liter
- In der zweiten Lebenshälfte nimmt der Bedarf ab.

TIPP:
Trinke viel Wasser (1-2 Liter) vor dem Frühstück**, um die Gift- und Schlackenstoffe auszuspülen. Das beschleunigt die Ausscheidung der Giftstoffe über die Haut (Schwitzen) und die Nieren. Die Wassermenge hängt von Körpergewicht, Alter und Geschlecht ab. Konsultiere deinen Ernährungsberater.**

Wenn du kein Wasser trinken willst oder kannst, verwende einen Strohhalm. Damit geht das Wassertrinken viel leichter, und man trinkt mehr davon.

Achtung vor Giftstoffen im Wasser!

- Wenn du deinem Leitungswasser vertraust, dann ist das deine Wasserquelle, die du verwenden solltest. Hast du Zweifel an der Sauberkeit des Leitungswassers, verwende einen kostengünstigen **Qualitäts-Wasserfilter** mit folgenden Wassereigenschaften:
- **Energetisiert** – sehr wohlschmeckend. **Rein** – frei von allen chemischen Rückständen, Schwermetallen und besonders Medikamentenrückständen. **Basisch** – dein Blut ist auch alkalisch. **Ionisiert** – sauerstoffreich. **Antioxidativ** – reich an Elektronen.
- **Medikamente sind aggressive Elektronenräuber.** Chlor ist einer der schädlichsten Elektronenräuber. 80% aller Medizinen sind auf Chlorbasis aufgebaut.
- **Achtung vor Chlor im Trinkwasser!** Chlor und andere Giftstoffe reißen Elektronen aus unserer gesunden Zellsubstanz heraus (**Verätzung**). Elektronenraub macht müde, alt und krank.

Unser Ziel: Die Elektronenerregung!

Alle empfohlenen Hilfsmittel in diesem *9-Punkte-Programm* haben das eine erklärte Ziel, nämlich das Energiepotenzial der Elektronen in jeder Zelle unseres Körpers zu erhöhen! Je dynamischer die Elektronen in ihrer Umlaufbahn um den Atomkern kreisen, desto besser fühlen wir uns und desto glücklicher sind wir!

Ein Geheimnis der Gesundheit:

Ich, *unendlicher, ewiger Geist,* mit meinem grenzenlosen Energiepotenzial, kann jedes Elektron in jede beliebige Weise erhöhen (oder herunterfahren). Es ist meine freie Entscheidung!

Wir können unsere Energie, das Aktionspotenzial der Elektronen, mit entsprechenden Hilfsmitteln unterstützen. Mit frischem Wasser, lebendiger Nahrung, den Düften und Wirkstoffen ätherischer Öle und mit jedem guten Gedanken, der uns ein Lächeln entlockt.

Elektronenreiches Steinsalz

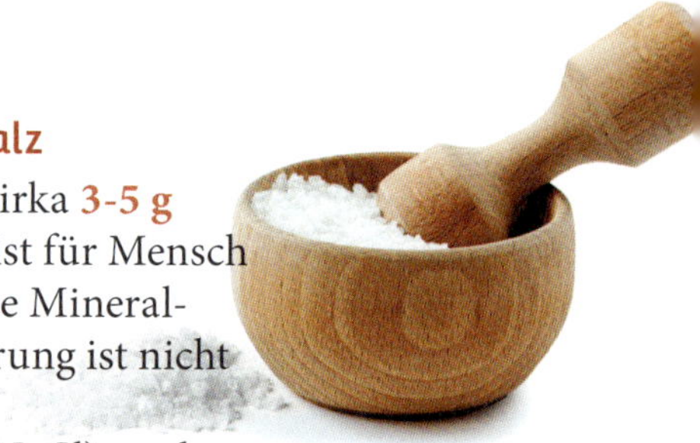

- Der Mensch braucht zirka **3-5 g Steinsalz** pro Tag. Es ist für Mensch und Tier der wichtigste Mineralstoff. Salzarme Ernährung ist nicht gesund.
- Das Natriumchlorid (NaCl), auch Kochsalz oder **Speisesalz** genannt, kann durch kein anderes Nahrungsmittel zugeführt werden.
- Nimm Salz zu dir, das eine **hohe Elektronenenergie** besitzt – Salz, das unter Druck durch die Kontinentalverschiebungen im Berg entstanden ist: Steinsalz.
- **„Lebendiges" Steinsalz** bedeutet, dass das Elektron auf einer höheren Energieebene den Atomkern umkreist und dir dadurch mehr Energie und Lebenskraft schenkt.

Die Gesundheit ist wie das Salz.
Man bemerkt nur, wenn es fehlt.

Wozu brauchen wir Steinsalz?

- Der Körper eines erwachsenen Menschen enthält etwa **150–300g** Kochsalz und verliert davon täglich 3–20g, die ersetzt werden müssen.
- Der Chlor (Cl) Anteil im Salz (NaCl) ist zur **Bildung der Magensäure** notwendig, damit im Magen, bei einem pH-Wert von 1 bis 3, alle gesundheitsschädigenden Mikroorganismen abgetötet werden können. Sie werden über den Darm ausgeschieden und stellen dadurch für das Immunsystem keine zusätzliche Belastung dar.
- Das natürliche Chlor im Steinsalz ist ein wichtiger **Signalüberträger** in jeder einzelnen Zelle, um Informationen zu den Histonen weiterzuleiten. (Histone sind basische Proteine im Zellkern, die aus Aminosäuren aufgebaut und durch Peptidbindungen miteinander verknüpft sind. Wir haben dreißig Millionen Histone in jeder einzelnen Zelle.)
- **Die Zelle hat Empfangsstationen**, wie kleine Handymasten, und zwar insgesamt zweihundertvierzig Millionen pro Zelle. Die hereinkommende Information wird dort moduliert. Sie kann hinaufgeschaltet, heruntergeschaltet, unterdrückt oder verstärkt werden, wie es bei einer Radiostation mit den vielen Hebeln am Schaltpult auch geschieht. Es gibt eigene Moleküle dafür, die wie ein „Tonmeister“ dafür sorgen, unseren Körper möglichst in Harmonie zu halten.

Unser Ziel: Die Elektronenerregung!

Die Zelle empfängt Elektronenkraft, wenn du ihr positive Gedankenimpulse, liebevolle Emotionen und hochwertige

Ernährung gibst. Das ist alles, was sich deine Zelle von dir wünscht. Den Rest macht sie für dich ganz alleine.

Die Körperliche Remythelierung

Die Epigenetik lehrt: Methylgruppen sind Schalter der Gene, die ein- oder ausgeschaltet sein, auf dem falschen Platz sitzen oder oft gänzlich fehlen können. **„Remythelieren"** heißt, lebenswichtige Methylgruppen zuzuführen („das Licht einschalten") und fehlgeleitete Methylgruppen zu entfernen („ausschalten").

Was ist Remythelierung?

Beispiel Diabetes:

Die Bauchspeicheldrüse erfüllt ihre angestammte Aufgabe für Verdauung und Blutzuckerregulation. Ihr Bauplan ist im Genom niedergeschrieben. Wenn jedoch eine bestimmte (fehlgeleitete) Methylgruppe auf dem Gen sitzt, ist man **Diabetiker**. Mit gezielten Maßnahmen – nämlich der Zufuhr von **Methylgruppen und Elektronen** – kann man dieses Problem leicht lösen. Diabetes Typ-2 lässt sich mit dem *9-Punkte-Programm* in einem halben bis dreiviertel Jahr wieder lösen; Diabetes Typ-1 dauert etwas länger.

Beispiel Endometriose:

Bei Endometriose kommt es zu Verätzungen, wenn Sauerstoffradikale Elektronen aus dem Gewebe reißen. Mit dem *9-Punkte-Programm* würde es etwa ein dreiviertel Jahr brauchen, um die Zellen zu „remythelieren“ und die Schäden durch gezielte Ernährung (Methylgruppen und Elektronen) wieder zu reparieren; denn wenn Methylgruppen auf den richtigen Stellen auf unserem Genom platziert („remythe-liert“) sind, werden die richtigen Eiweiße produziert und die Zelle funktioniert einwandfrei. Wir sind wieder gesund. Daher geht es in diesem Ratgeber um essenzielle Nährstoffe für optimale Gesundheit – und ätherische Öle nehmen dabei die entscheidende Rolle ein.

Was passiert auf deinen Genen?

- Für deine Zellen bist DU **der Meister deines Lebens.** Sie bemühen sich billionenfach darum, dir deine Wünsche getreu zu erfüllen. Deine Wünsche werden auf dem Genom mit seinen fast vier Milliarden Basenpaaren, die alle aus *Aminosäuren* aufgebaut sind, aus- oder eingeschaltet.
- **Methylgruppen ausschalten:** Wenn dein Herz traurig ist und du nicht weißt, wie das Leben weitergehen soll, hast du in diesem Augenblick eine große Verantwortung: Du konzentrierst dich entweder auf Lebensmut, Freude und Heilung oder du stellst den Schalter am Gen für alle Zukunft (bis du deine Meinung änderst) auf „Unglück“ und „Verzweiflung“ ein. Alle Zellen erhalten den entsprechenden Befehl und gehen an die Arbeit. Durch den Kopiervorgang wird dieses „Unglücks-Methyl“ an jede neue Zelle weitergegeben. Das Freude-Methyl wird ausgeschaltet.
- **Methylgruppen einschalten:** Du kannst deine Gedanken und Gefühle jederzeit auf Knopfdruck ändern. Du kannst sie abschalten, wieder einschalten oder neu programmieren. Das nennt man „Remethylieren“. Du gibst den Ge-

nen einen neuen Befehl: „Obwohl ich nicht weiß, wie es weitergehen soll, wähle ich jetzt das Leben. „Freude" und „Glück" sind fortan meine ständigen Begleiter. Meine Gesundheit wird besser und besser." Beachte: Das sind keine leeren Affirmationen! **Deine Zellen hören mit.** Sie achten auf jeden deiner Befehle und werden die Methylgruppen „Glück" einschalten. Fortan werden die Zellen sich mit dieser neuen Information teilen und dir das Gewünschte bringen – vorausgesetzt, du hast genügend Methylgruppen. (Das *9-Punkte-Programm* zeigt dir, wie du mehr Methylgruppen und Elektronen bekommst.)

- **Bewusst oder unbewusst,** das ist hier die Frage. Die meisten Menschen denken und fühlen „automatisch" und setzen damit Genimpulse unbewusst. Von nun an kannst du deine Wünsche für Gesundheit und Glück **willentlich und wissentlich** in deine eigenen Gene programmieren. Du bist der Herr deines Universums! Das ist der Vorgang des „Remethylierens".

Um „Remythelierung", die Arbeit an den Schaltern der Gene, besser zu verstehen, empfehle ich dir das Buch *Duftmedizin der Liebe.*

Bewusstes Leben – glückliche Umstände

Du, als *unendlicher, ewiger Geist,* setzt ständig selbst deine Glücks- oder Trauer- beziehungsweise Krankheits-„Schalter" auf deine Gene. *Du bist der Urheber deines Glücks!* Nichtwissen schützt vor Schaden nicht.

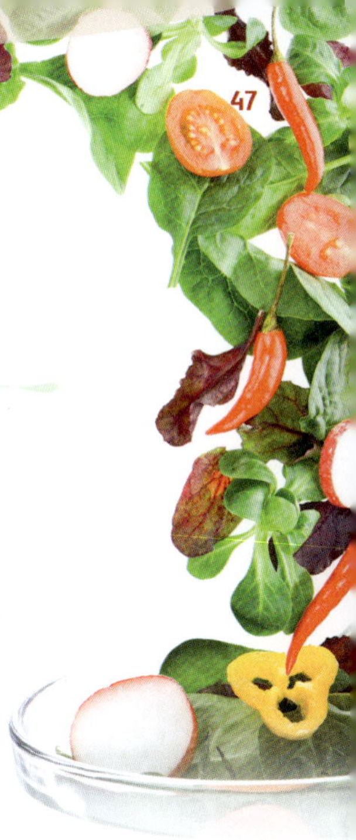

Wir sind nicht Opfer irgendwelcher Umstände. Alles, was uns heute begegnet, ist das Ergebnis unserer Gedanken und Gefühle von gestern.

Wie „Ernährung" unsere Gene programmiert

- Remethylieren wir unsere Zellen heute mit Gedanken und Gefühlen von **Gesundheit und Lebensfreude**, damit wir morgen eine bessere Zukunft erleben. Doch Zellen wollen nicht nur gute Gedanken! Sie benötigen zum Leben **Kraftstoff (gesunde Nahrung)** – so wie dein Auto ohne Brennstoff stehen bleibt und dich nirgendwohin bringt.
- Es ist daher notwendig, die **Bedürfnisse unserer Zellen zu kennen**. Wir müssen wissen, welchen „Kraftstoff" (Nährstoffe) die Zelle „tanken" muss, um „fahren" zu können.
- Geben wir der Zelle nicht den richtigen Treibstoff, bleibt sie „stehen" – der Motor stottert. Der Tank ist leer. Die Zelle verhungert und stirbt einen langsamen, qualvollen Tod. Das nennt man **Krankheit**.
- Das heißt also, Methylgruppen, die Schalter unserer Gene, sind für unsere Gesundheit verantwortlich. **Fehlen sie oder sind sie fehlgesteuert, sind wir krank.** Gesunde Ernährung liefert den Treibstoff, die Elektronenenergie.

Methylgruppen, die Schalter der Gene, brauchen Nährstoffe

- **Methylgruppen brauchen** Sauerstoff (ATP, Treibstoff der Zelle) und die richtige Ernährung, um energiegeladen zu sein, richtig zu funktionieren und überhaupt vorhanden zu sein.
- **Methylgruppen hängen ab** von den Duft- und Wirkstoffen aus Gemüse, Kräutern, Sprossen, Algen und Obst und den hoch konzentrierten ätherischen Ölen, die du deinen Zellen zuführst. Ätherische Öle sind reiche Methylspender!

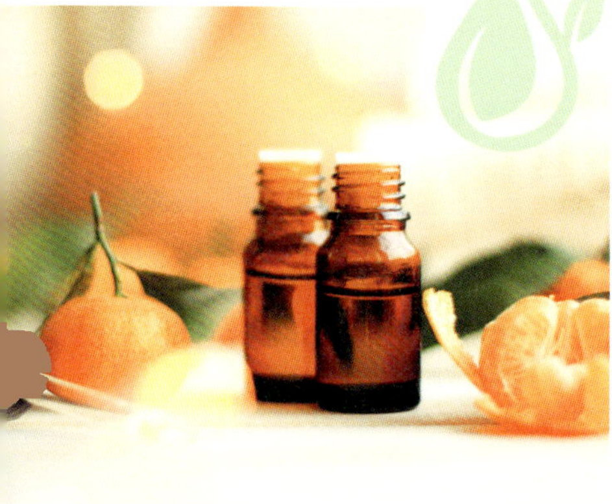

Ätherische Öle liefern **Methylgruppen und Elektronen** und gehen dorthin, wo sie im Körper gebraucht werden.

Was ist Krankheit?
Die Methylgruppen sitzen am Genom auf dem falschen Platz, fehlen gänzlich oder sind falsch geschaltet.

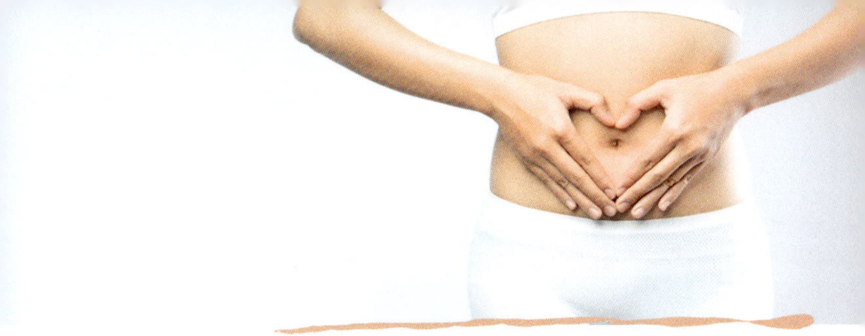

Punkt 3: Beta-Glucan – der Zunderschwamm

- Den 1,3 und 1,6 Beta-Glucan/Chitin/Melanin-Komplex finden wir in der Natur im **Zunderschwamm**, einem Baumschwamm, der für unsere **Darmgesundheit** von äußerster Wichtigkeit ist.
- **Was ist ein Glucan?** Ein Glucan ist die Summe von Glucose-Molekülen, also Vielfachzucker, ein natürlich vorkommendes Kohlenhydrat mit sechs Sauerstoffmolekülen. **Sauerstoffmoleküle** sind „Elektronenräuber“, die JEDEM von uns wirklich zum **Verhängnis** werden können. Das muss man unbedingt wissen!
- Sauerstoff, der in den Mitochondrien, unseren Elektronen-Kraftwerken, umgebaut, abgebaut und verarbeitet wird, braucht zur Sättigung zwei Elektronen. Die **Elektronensättigung** wird entweder durch vorhandene freie Elektronen (Elektronenreserven) erreicht oder der Sauerstoff reißt sich gewaltsam Elektronen aus dem gesunden Gewebe (Verätzung).
- Woher sollte der Sauerstoff die benötigten Elektronen erhalten? **Aus der Nahrung.** Doch bei **elektronenloser** Fertignahrung geht die Zelle leer aus. Der „hungrige“ Sauerstoff wird zum aggressiven **freien Radikal**.

Sauerstoff erhält die benötigten Elektronen:

- Aus frischem Gemüse und Obst
- Aus Alpha-Glucan-armer Kost (zuckerarm)
- Durch das Einatmen ätherischer Öle
- Durch das Einreiben ätherischer Öle
- Durch das Kochen mit ätherischen Ölen

Zucker ist der Erzfeind jeder Zelle!
Zucker = Stress
Zucker = Sauerstoff
Zucker = Elektronenmangel

Alpha-Glucane gegen Beta-Glucane

Der Apfelsaft gegen den Apfel

Das Elektronen-Problem in den Zellen wird nur durch einen einzigen Stoff, nämlich **Glucose**, verursacht. Die Glucose kann sich mit weiteren Glucose-Molekülen zu einem **Glucan** verbinden. Dann hat man tausende solcher Zuckermoleküle im Verbund.

Es gibt zwei verschiedene Arten der Glucan-Verbindungen: Alpha- und Beta-Glucane.

- **Alpha-Glucane** (Stärke, Zucker): Die Darmzellen spalten Alpha-Glucane (**Zucker, Stärke**) mithilfe von Bakterien und Enzymen in einzelne Zuckermoleküle auf. Bei elektronenloser Ernährung kommt es zu einer **Verätzung der Epithelzellen** im Darm und in der Folge zu Entzündungen (Colitis ulcerosa, Morbus Crohn und **Darmkrebs**).

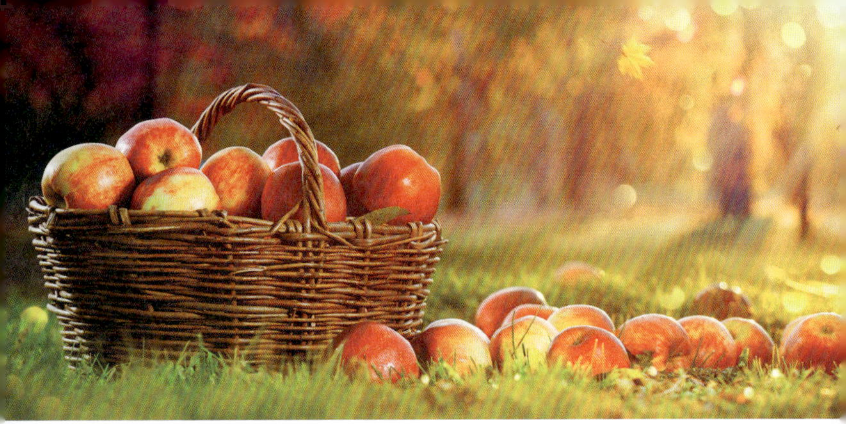

- Alpha-Glucan-Kost – Zucker- und Stärkeprodukte wie Brot, Nudeln und Süßspeisen – sind höchst **gesundheitsschädigend**. Streiche Brot, Brötchen, Pizzateig, Klöße, Nudeln und Süßes vom Speiseplan. Sie sind ausschließlich Nahrung für den Krebs und kommen im *9-Punkte-Programm nach Helmuth Matzner* nicht vor!
- **Beta-Glucane** (Faserstoffe, Nahrung für den Darm) liefern den Darmbakterien Faserstoffe zur Nahrung. Die hilfreichen Darmbakterien wiederum erzeugen im Dickdarm kurzkettige Fettsäuren, die dem Darm zur Nahrung dienen.
- Daher ist es so **wichtig, Beta-Glucane** in der Ernährung in Form von viel Gemüse und Obst und als Nahrungsergänzung im **Zunderschwamm** zu sich zu nehmen. Der Zunderschwamm kittet sogar den undichten Darm und verhindert das Durchsickern von Giftstoffen ins Blut.

ESSEN: **Der gesunde Apfel enthält Beta-Glucane.**
MEIDEN: **Der süße Apfelsaft (28 Stück Würfelzucker) enthält Alpha-Glucane.**

Der Tod sitzt im Darm.

„Jedes Organ, jede Drüse und jede Zelle im Körper wird durch den Zustand des Darms beeinflusst."
Bernard Jensen

Tipp: Mit **76% Ballaststoffen ist der Zunderschwamm besonders faserstoffreich. Im Vergleich hat Gemüse 9% Ballaststoffe und ein Roggenmischbrot 6%.**

STOP Alpha-Glucane	NIMM Beta-Glucane
Zucker	Chlorophyll, Algen
Getreideprodukte	Sprossen, Gemüse, Obst
Brot, Nudeln, Klöße	Hafer, Wildreis, Vollreis
Kuchen, Gebäck	Süßkartoffeln
süße Getränke	Hirse, Buchweizen
Süßspeisen	Quinoa, Amaranth
	ZUNDERSCHWAMM

Hirse, Buchweizen, Quinoa oder **Amaranth** können, in Maßen gegessen, hilfreich sein, das Gleichgewicht im Darm wiederherzustellen.

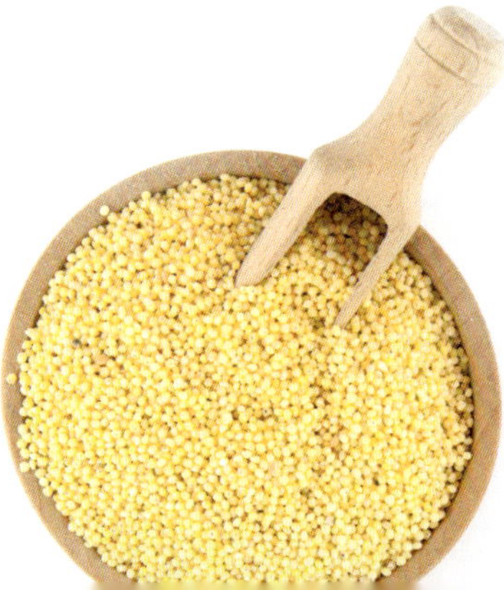

Zunderschwamm – die einfache Anwendung

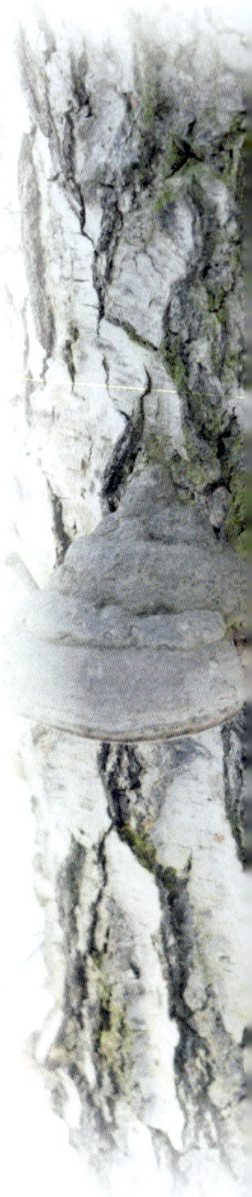

Zunderschwamm: Laut Anleitung drei Monate lang drei Teelöffel Zunderschwamm in Wasser trinken, danach ein Teelöffel abends oder mehr nach Bedarf. Lasse dich von deinem Ernährungsexperten beraten. Da der Zunderschwamm geschmacklos ist und sich leicht auflöst, kann er in Wasser und in jedes Getränk gerührt und sogar im Kuchen mitgebacken werden, denn Hitze verändert die Wirksamkeit dieses Pilzes nicht.

Tipps:

- Bananen enthalten 20% Alpha-Glucane.
- Milch = Lactose = Alpha-Glucane.
- Eiweißbrot enthält nur 5% Alpha-Glucan und ist ein guter Proteinlieferant.
- Kartoffeln mit 14% Alpha-Glucan-Anteil sind gut zu essen, denn der Körper braucht für seine Gesundheit 12% Alpha-Glucan.

Unser Ziel: Die Elektronenerregung!

Schon Hippokrates wusste um das Geheimnis des Zunderschwamms für Gesundheit, Schönheit und Vitalität!

Punkt 4: Die acht essenziellen Aminosäuren Sonnenvitamin D3 und K-Komplex

In diesem Abschnitt beschäftigen wir uns mit der lebenswichtigen Bausubstanz unserer Zellen, den Aminosäuren, sowie dem Sonnenvitamin D3, das jede Zelle aktiviert und sie in eine höhere Energie-Umlaufbahn bringt.

- **Fehlen die Aminosäuren**, wird der Körper unausweichlich **krank**. Seine Substanz geht verloren, wir werden alt. **Krebskrankheit ist ein akuter Aminosäurenmangel!**
- Leiden wir Mangel an dem **Sonnenvitamin,** sinkt unsere Lebenskraft in den Grundzustand ab, und wir welken dahin.

Die acht essenziellen Aminosäuren

Aminosäuren – die Basis des lebenden Organismus

JEDE Zelle des Körpers ist aus Aminosäuren aufgebaut! Sie sind die **Grundbausteine der Proteine**. Proteine, auch Eiweiße genannt, bestehen aus Ketten von Aminosäuren.

Proteine sind die wichtigsten Bausteine der Zellen. Sie bauen Muskeln, Sehnen, das Gewebe, alle Organe sowie Enzyme, Antigene und Hormone auf. Das heißt, deine Herzzellen, Leber-, Nieren-, Brust-, Prostata-, Speiseröhren-, Darm, Knochenzellen und alle anderen Zellen in deinem Körper, brauchen dringend **Aminosäuren zum Überleben!**

- Die **acht essenziellen Aminosäuren** sind von höchster Wichtigkeit, weil der Körper sie nicht selbst herstellen kann. Sie müssen zugeführt werden. Essenziell heißt hier lebenswichtig.
- **Ein Mangel** an diesem Baustoff bedeutet unweigerlich Krankheit, und **die Krebserkrankung ist ein systemweiter, akuter Aminosäurenmangel!**
- Die acht essenziellen Aminosäuren **„in kristalliner Form“** werden vom Körper sofort, ohne den Umweg über die Verdauung, aufgenommen. Es gibt weltweit nur eine einzige Firma, die die acht essenziellen Aminosäuren in kristalliner Form anbietet. (Siehe Referenzliste im Anhang.)
- Nur **zehn Tabletten** dieses Produkts würden dem Proteinnährwert eines ganzen **Huhns** entsprechen (ohne die Nebenprodukte wie Fett, möglicherweise Giftstoffe und säurebildende Substanzen, die wir beim Konsumieren eines Hühnchens zuführen)! Diese Aminosäuren, als Nahrungsergänzung eingenommen, sind wegen des akuten Aminosäurenmangels dringend geboten.

Welche Nahrungsmittel enthalten Aminosäuren?

- Tierische Eiweiße und pflanzliche Proteine, etwa in Getreide und Hülsenfrüchten, liefern Aminosäuren.
- Doch die Zufuhr der ***acht essenziellen Aminosäuren*** ist in der Nahrung, die wir zu uns nehmen, oft nicht ausreichend vorhanden.

Aminosäuren – die einfache Anwendung

Nimm die **acht essenziellen Aminosäuren** laut Packungsanleitung zu dir. Nachdem 100 Billionen Zellen sich um diese Nährstoffe raufen, ist bei dieser Nahrungsergänzung **mehr** sogar **besser**. Je heftiger ein Krankheitsverlauf ist, desto mehr davon ist angeraten, denn wir sind deshalb krank geworden, weil die Zellen „verhungern". Auch zur Vorbeugung nimmt man täglich ausreichend davon. Du kannst nicht zu viel davon bekommen. Dein Ernährungsberater ist dein bester Coach.

Du kannst keine Pillen schlucken? Kein Problem!

- Die Kapseln im Mixer zu Pulver mahlen. Eine Kapsel entspricht einem Gramm.
- Das Pulver mit etwas Öl, etwa dem gesunden Omega-3 Fischöl oder Olivenöl, gut verrühren.
- Dann füge eine bevorzugte Flüssigkeit hinzu, etwa einen Antioxidantiensaft, wie den Wolfsbeerensaft, oder eine halbe frisch ausgepresste Orange.
- Gut verrühren und „genießen". Schmeckt gut!

Unser Ziel: Die Elektronenerregung!

Die *acht essenziellen Aminosäuren* bleiben dem Prinzip des *9-Punkte-Programms* treu: Wir holen uns geballte **Lebensenergie – Elektronen** auf einer hohen Energie-Umlaufbahn – in unseren Körper, um uns zu regenerieren. **Aminosäurenmangel bedeutet unweigerlich Krankheit** und Notstand.

Elektronenüberschuss ist Gesundheit und Jugendlichkeit bis ins hohe Alter.

Das Sonnenvitamin D3 und der Vitamin K-Komplex

Vitamin D – der Zellaktivator

- **Vitamin D** brauchen wir täglich. Es ist ein **Zellaktivator**, der die Zelle in einen höheren Elektronenzustand bringt, was dem ganzen Körper mehr Kraft und Ausdauer verleiht. Mit Vitamin D werden der Zelle **Methylgruppen** zugeführt.
- Vitamin D ist **ein Hormon**, das zugleich bei der Einarbeitung von Kalzium in die Zelle hilft. Es unterstützt die **Immunabwehr** und steigert die **Knochendichte.** Damit **Kalzium in der Zelle** bleibt, nimmt man bei einer Menge von 20.000 Vitamin D3 Einheiten zusätzlich eine Kapsel **Vitamin K-Komplex** dazu. (Es ist der Vitamin K-Komplex gemeint, nicht K2 Vitamin, das Osteoporose fördert. Die Lösung für Osteoporose ist daher nicht, mehr Kalzium zu nehmen, sondern die **acht essenziellen Aminosäuren**!)

Die Deutsche Gesellschaft für Ernährung (DGE) schätzt, dass 60% der deutschen Bevölkerung einen Vitamin D-Mangel aufweist.

- Ein **Mangel an Vitamin D** äußert sich in Depression, **Krebs**, Herz-Kreislauf-Erkrankungen und mehr. Laut einer Studie begünstigt Vitamin D-Mangel **Demenz**. (neurology.org)

- Hochdosiertes Vitamin D3 mit dem K-Komplex hilft bei **Gelenk- oder Bandscheiben-** sowie **Knorpel**problemen am **Knie**. Mit genügend Vitamin D-Reserven wurde ein geringeres Risiko, an **Diabetes** Typ-2 zu erkranken, festgestellt.

Vitamin D – die einfache Anwendung

Nimm fünf Tropfen eines flüssigen **Vitamin-D3**-Präparats (20.000 Einheiten), das entspräche ungefähr der Menge, die ein Körper zur sommerlichen Mittagszeit in der Sonne selbst produziert. (Das ist mehr als die 800 IE, die die Deutsche Gesellschaft für Ernährung als Referenzwert vorschlägt.)

Vitamin D in der Ernährung

Vitamin D ist vorzüglich in fettem Fisch wie Makrele, Matjes oder Lachs zu finden.

Der Artikel *Vitamin D – das Hormon der Streithälse* der deutschen *Pharmazeutischen Zeitung* hält fest, wie viel wir täglich essen müssten, um gerade einmal die Menge von 800 IE Vitamin D zu erreichen[36]:

- 400 g Makrele
- 4 kg Schweineschnitzel
- 16-20 Eier
- 20 l Vollmilch
- 10 kg Kalbsleber
- 10 kg Brie (mit 45% Fettanteil)
- 600 g Avocado
- 1 kg Shiitake Pilze

Unser Ziel: Die Elektronenerregung!

Auch dieser wichtige Vitamin-Hinweis für ein gesundes, krebsfreies Leben durch Elektronenerhöhung wird dem erklärten Ziel des *9-Punkte-Programms* gerecht!

*Die Weisheit der Natur
ist angewandte Wissenschaft.*

Punkt 5: Chlorophyll – der grüne Farbstoff für das Blut Omega-3-Fettsäuren – für Herz und Gehirn

Punkt 5 im *9-Punkte-Programm* stellt dir den unersetzlichen Wert des grünen Farbstoffes in Gemüse, Salaten, Sprossen und Algen vor sowie die lebenswichtigen Omega-3-Fettsäuren für Herz und Gehirn. Willst du die Schalter der Gene, die Methylgruppen, richtig setzen, um in körperlicher, emotionaler und geistiger Gesundheit zu leben, sind diese Nahrungsmittel für dich von höchster Wichtigkeit.

Chlorophyll – der grüne Farbstoff der Pflanzen

- Farbstoffe sind, aufgrund ihrer chemischen Ringstruktur, für die Zelle von höchster Bedeutung. Diese Ringe haben die Eigenschaft, dass ihre Elektronen frei, wie in einem Vakuum, darin schweben. Weil Chlorophyll einen sehr großen Ring (Tetrapyrrolring) aufweist, kann es sehr viele Elektronen darin beherbergen.
- Das heißt, wenn wir **Frischkost, Salate, Algen** **und** **frisches Gemüse** zu uns nehmen, bekommen wir sehr viele freie Elektronen in unseren Körper. Erinnere dich: Sauer-

stoff sucht unaufhörlich nach freien Elektronen oder raubt sie aus gesundem Gewebe! Je frischer wir die Farbstoffe im Gemüse konsumieren, desto mehr Elektronen haben wir auf Vorrat.

- **Chlorophyll und Hämoglobin:** Im menschlichen Körper haben wir ebenfalls Tetrapyrrolringe, das Hämoglobin. Das Blut braucht die Farbstoffe (Elektronen), darum sollten wir genügend Chlorophyllprodukte (tiefgrünen Kohl, Salate, Algen etc.) essen.
- Nehmen wir hingegen vorwiegend **Alpha-Glucane** (Getreideprodukte) zu uns, werden sich diese Nahrungsmittel eines Tages auch als **Übergewicht** bemerkbar machen. Wir sind **energielos**, weil unsere Elektronenenergie Richtung Grundzustand absinkt.

Ätherische Öle sind geniale Elektronenspender!

Die elektronenreiche 10-Tage-Transformation für Energie und Lebensfreude

- Es gibt ein einfaches Ernährungsprogramm mit **Anleitung,** wie man optimal zusammengesetzte Nährstoffe in der **richtigen Dosierung** für Energie und Lebenskraft zuführt.
- Schon nach kurzer Zeit fühlt man wesentliche Veränderungen hinsichtlich **Wohlbefinden** und der **allgemeinen Funktionstüchtigkeit** der Körperzellen. **Gewichtskontrolle** wird leicht gemacht.
- Nahrung, reich an Chlorophyll und anderen Farbstoffen, zum Beispiel von roten Beeren, sättigen den Elektronen-

bedarf der freien Sauerstoffradikale. Man fühlt sich wie neu geboren!

- Es ist eine **Transformation** mit lebenswichtigen Nährstoffen, keine Fastenkur! Kein Rätselraten: „Was soll ich essen?" Die ideale elektronenreiche „Krankenkost" für das Krankenhaus und für zu Hause. **Vom Nullzustand zurück ins Leben!**

Die 10-Tage-Tranformation und alle anderen wertvollen Hinweise zu gesunder Ernährung findest du auf der Referenzliste im Anhang.

Unser Ziel: Die Elektronenerregung!

Ein glückliches, erfolgreiches (gesundes) Leben hat mit Elektronensprüngen zu tun. Der Schlüssel zu glücklichen Zellen ist die Elektronenkost!

Omega-3-Fettsäuren für Herz und Gehirn

- Omega-3-Fettsäuremangel und ein Ungleichgewicht zu Omega-6-Fettsäuren kann schwerwiegende gesundheitliche Folgen wie Depression, **Entzündungsherde**, Herzprobleme, Autoimmunerkrankungen, **Krebs**, Alzheimer und Demenz sowie Stress haben.
- Ungesättigte Fettsäuren müssen über die Nahrung aufgenommen werden. Sie sind **essenziell**, lebensnotwendig. Der Körper kann sie nicht selbst herstellen, und wir müssen sie mit der Nahrung zuführen.
- Die meisten Menschen essen viel zu wenig Omega-3-Fettsäuren (Fischöl) und viel zu viel Omega-6-Fettsäuren (Wurst, Käse, Fleisch, Pommes etc.). Idealerweise sollte

das **Verhältnis 1:1** sein, es liegt aber heute bei den meisten Menschen bei **15:1 bis 20:1** oder mehr! Das heißt, sie essen zwanzig Mal mehr Wurst, Käse, Fleisch, Pommes und Gebäck als Fisch, Algennahrung, Omega-3-reiche Speiseöle oder Nüsse und Samen.

- Die Herstellung von Qualitätsfischöl ist schwierig. Ein schwedischer Weltmarktführer stellt ein evidenz-basiertes Omega-3-Fischöl her. Mit einem einfachen Heimtest kann man das Verhältnis seines Omega-3- und Omega-6-Wertes ermitteln.

Nahrungsmittel reich an Omega-3-Fettsäuren

- Fisch und Fischöl
- Frisches und ballaststoffreiches Gemüse, Algen
- Nüsse, Kerne, Samen, Avocado (gesundes Fett)
- Kokosöl, extra natives Olivenöl, Leinsamenöl, Arganöl

Unser Ziel: Die Elektronenerregung!

Wenn die Zelle die Nährstoffe erhält, die sie braucht, kann sie ungehindert arbeiten. Je höher die Qualität der Nährstoffe, desto freudiger kreisen die Elektronen um die Atomkerne! Versorge deine 100 Billionen Atomkerne!

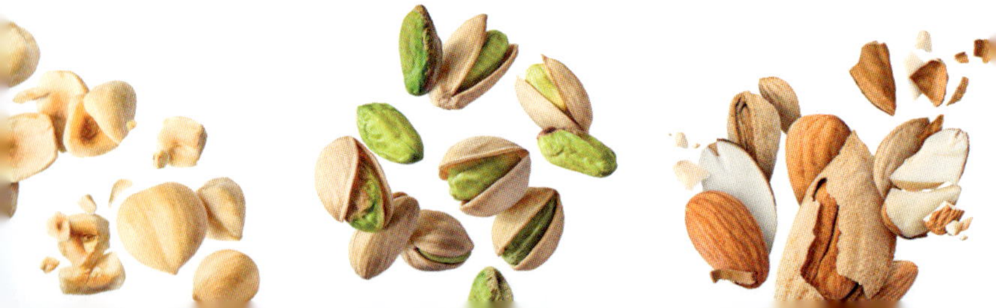

Punkt 6: Gemüse, Kräuter, Sprossen, Obst

Die elektronenreiche Naturküche bietet viel Gemüse, Küchenkräuter, Sprossengemüse und Obst, besonders Beeren, an. Beim Obst nehmen wir wegen der zuckerhaltigen Fruchtsäuren wenig, denn der Zucker im Obst enthält, wie alle Alpha-Glucane, eine große Menge an Sauerstoff. **Freier Sauerstoff benötigt viele Elektronen**.

Iss die Farben!

- **Elektronenspender auf deinem Fensterbrett:** Mit einem Keimglas und unterschiedlichen biologischen Sprossenmischungen hast du ein Elektronen-Kraftwerk an lebendiger grüner Nahrung, selbst im Winter, zur Hand! **Sprossen** aus **gekeimten Samen, Nüssen, Körnern** und **Hülsenfrüchten** gehören zu den höchsten Enzymlieferanten. Sie sind, laut dem *Ann Wigmore Institute*, hundertmal enzymreicher als frisches Gemüse. Enzyme sind der Schlüssel zur Langlebigkeit.
- **Grüne Nahrung** fängt über das Chlorophyll das Photon, das **Lichtteilchen von der Sonne**, ein. Dazu gehören alle Kohlsorten wie **Grünkohl, Rotkohl, Blumenkohl, Kohlsprossen, Kohlrabi, Brokkoli** und **Salate, Blattgemüse** und **Kräuter**. Das frische Gemüse bringt unsere Elektronen in ein hohes Aktionspotenzial. Wenn dann ein freier Sauerstoff auf Elektronenraubzug geht, stehen freie Elektronen bereitwillig zur Verfügung.
- Wenn du dem Körper also viele **Farbstoffe** in Form von Chlorophyll oder **Beerenfarbstoffen, Gewürzen** wie Kurkuma und farbenfrohen **ätherischen Ölen** wie dem orangefarbenen Mandarinenöl oder der blauen Kamille (oder

allen anderen ätherischen Ölen) zur Verfügung stellst, ist dein Körper in Höchstform.

- ***Krebszellen mögen keine Himbeeren*** von Prof. Dr. Richard Béliveau und Dr. Denis Gingras ist eine Buchempfehlung, ***Rohgenuss – Jeder Tag ein Fest*** von Michaela Russmann eine andere. **Himbeeren, Brombeeren, Heidelbeeren** und die berühmten **chinesischen Wolfsbeeren** sind farbenfrohe Elektronennahrung!

Wir müssen unbedingt unseren Elektronenstatus erhalten, denn unser Erbgut steht unter beständigem Beschuss. In einer Zelle entstehen etwa 60.000 DNA-Brüche pro Tag, die repariert werden müssen. Für die Reparatur brauchen wir genügend Elektronenkraft. Frischkost liefert diese Elektronen in Hülle und Fülle.

Tipp: Frisch gepresster Karottensaft

- 2/3 Karotte (Möhre)
- 1/3 Rote Rüben (rote Beete)
- 1 Schnitte Knollensellerie

Ideal morgens nach dem Wassertrinken, vor dem Frühstück. Guten Appetit!

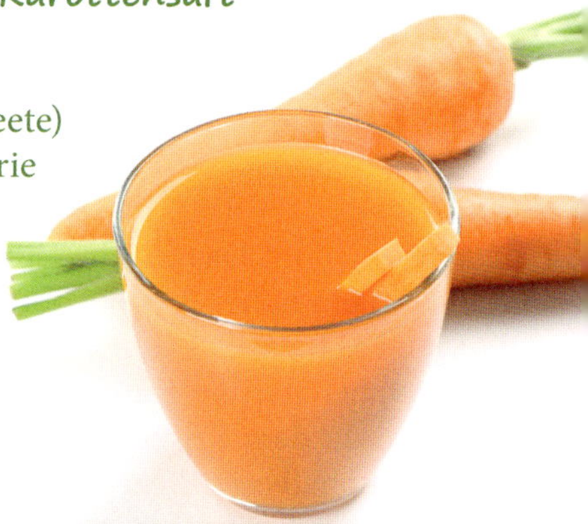

Die natürliche Entgiftung

- Um deinen Körper auf Zellebene zu reinigen, konsumiere Gemüse und Obst aus **biologischer Landwirtschaft**. Der Körper reinigt sich über Haut, Lungen, Nieren und Leber, die alle anfällig auf landwirtschaftliche Pflanzengifte sind.

- Das **Fasten** bringt den **Regenerationsmechanismus** des Körpers ebenso in Gang. Wir geben Magen und Darm Zeit, sich von der Überlastung zu erholen. Alberto Villoldo beschreibt in seinem Buch ***One Spirit Medizin*** die Regenerationswirkung, die selbst ein kurzes Intervallfasten auf den Körper haben kann:

- **Intervallfasten:** „Wenn wir auch nur **18 Stunden** lang auf Zucker verzichten, beginnen die Selbstheilungskräfte des Körpers zu wirken. Die Zellen werden entgiftet und die Langlebigkeitsgene eingeschaltet. Bereits nach 24 Stunden nimmt die Produktion des Wachstumshormons (Somatropin), das für die Reparatur unserer Körperzellen sorgt, um das 15-fache zu."

- Fasten ist nicht jedermanns Sache. Besonders ältere Leute können dem Körper durch Nahrungsentzug – und damit Elektronenentzug – schaden. Ziehe den Gesundheitsexperten deines Vertrauens zu Rate. Eine wesentlich einfachere und „nährstoffreiche" Alternative ist die bereits besprochene **10-Tage-Transformation**, eine Reinigungs- und Aufbaukur.

Unser Ziel: Die Elektronenerregung!

Gemäß des *9-Punkte-Programms* geht es immer um das gleiche Prinzip, nämlich dem Körper freie Elektronen zuzuführen, damit der Sauerstoff, den wir unbedingt zum Leben brauchen, freie Elektronen bekommt. Hungrige oder sterbende Zellen liegen am Boden – im Grundzustand, bewegungslos, atemlos, bis zum Äußersten erschöpft. Komme ihnen zu Hilfe mit elektronenreicher Ernährung! Ätherische Öle in Gemüse und Obst sind überreiche, kräftige Elektronenlieferanten!

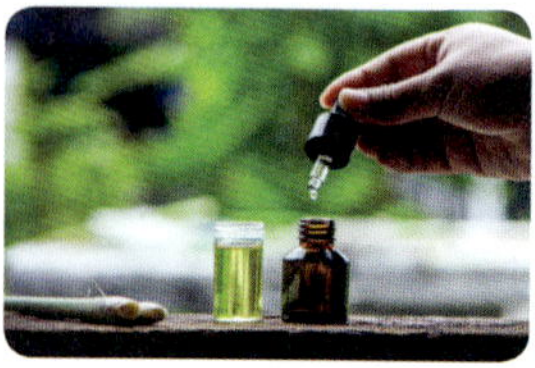

Ätherische Öle liefern reichlich Elektronen und Methylgruppen.

Punkt 7: Sekundäre Pflanzenstoffe: Farbstoffe, ätherische Öle

Es gibt an die 100.000 sekundäre Pflanzenstoffe (Farbstoffe und ätherische Öle), die ausschließlich in pflanzlichen Lebensmitteln vorkommen, in Obst und Gemüse, Hülsenfrüchten, Getreide, Kräutern und Gewürzen, pflanzlichen Ölen, Nüssen, Samen und Tees und natürlich in ätherischen Ölen aus den Pflanzen. Hier sind einige sekundäre Pflanzenstoffe, die wir aus der Biochemie der ätherischen Öle kennen:

- **Flavonoide:** Vertreter sind Flavone, Isoflavone oder Anthocyane. Vorkommen in Äpfeln, Birnen, Trauben, Kirschen, Zwetschgen, Beerenobst, Zwiebeln, Grünkohl, Auberginen, Soja, schwarzem und grünem Tee.

- **Monoterpene:** Vertreter sind Carvon, Limonen. Vorkommen in Minze, Ingwer, Kümmel, Zitrone, Bitterorange, Mandarine, Bergamotte oder Grapefruit, Weihrauch, Selleriesamenöl, Petersilie und Muskatnussöl.
- **Phytoöstrogene:** Vertreter sind Isoflavone und Lignane. Vorkommen in Getreide und Hülsenfrüchten wie Sojabohnen, in Leinsamen, Fenchel und Anis.
- **Sulfide:** Vertreter sind Alliin und Allicin. Vorkommen in Zwiebel, Lauch, Knoblauch, Schnittlauch und Kohlgewächsen.
- **Carotinoide:** Vertreter sind α- und β-Carotin, Lycopin, Lutein, Zeaxanthin. Vorkommen in Karotten, Tomaten, Paprika, Mais, grünem Gemüse (Spinat, Grünkohl), Grapefruit, Aprikosen, Melonen und Kürbis.

Alles, was duftet und gut schmeckt, erhält seinen Duft und Geschmack von ätherischen Ölen!

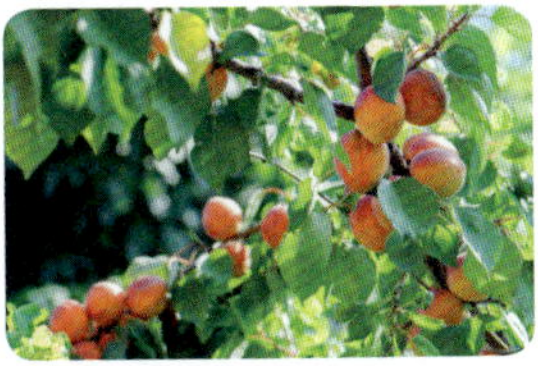

Wie sekundäre Pflanzenstoffe dich unterstützen

- **Fermentierte** Nahrungsmittel, seit mindestens 10.000 Jahren bekannt für ihre reinigende, abführende Wirkung, enthalten wichtige Enzyme und Probiotika für den **Darm**. Eine einzige fermentierte Pflaume ist ein köstlicher **Detox**-Snack und enthält so viele Mikroorganismen wie 50.000 Becher Joghurt!
- Laut neuesten Forschungen reparieren drei Schlüsselenzyme aus der Nahrung den Körper und das **Gehirn**. Eines dieser Enzyme ist der Wachstumsfaktor **BDNF** zur Bil-

dung neuer Gehirnzellen und zur Wiederherstellung des **Gehirns** (Alzheimer, Demenz, Depression).

- Das Enzym **Glutathion** wirkt antioxidativ, entzündungshemmend und entgiftend. Es sammelt die Giftstoffe im Körper und transportiert sie zur Leber. Nahrungsmittel wie **Grünkohl, Spinat, Avocado** oder **Kürbis** lassen den Körper mehr Glutathion erzeugen.
- **Superoxiddismutase (SOD)** ist ein unübertroffenes Antioxidans! Es ist ein Enzym, das mit einem einzigen Molekül über eine Million freie Radikale neutralisieren kann. Es wird auch mit der Nahrung (**Kurkuma, Heidelbeeren, Wolfsbeeren**) aufgenommen.

Ein Tropfen Zitronenöl sucht sich die freien Radikale im Körper und wandelt sie in Vitamin A um!

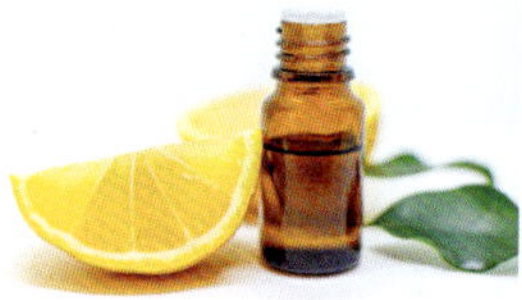

„Lasse Nahrung deine Medizin sein"

Warum essen wir so gerne? Es ist nicht immer nur der Hunger, der uns an den Mittagstisch bringt, sondern oft essen wir, weil wir traurig sind, Trost suchen oder unseren Gaumen mit etwas Süßem erfreuen möchten, weil die Süße des Lebens aus unserem Leben verschwunden ist. Dabei helfen ätherische Öle wunderbar! Der Duft weckt beim Riechen des **Pfefferminzöls** unsere Sinne. Er rüttelt wach, bringt uns augenblicklich in die Gegenwart und reißt uns aus trüben Gedanken heraus. Gib einen Tropfen Pfefferminzöl in eine Karaffe mit Wasser und lösche deinen Durst.

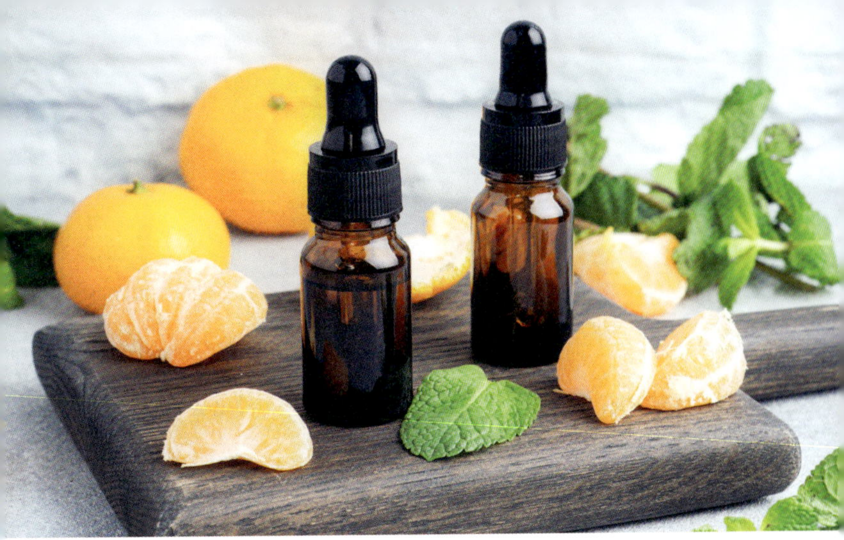

- **Mandarinenöl** lädt zum Verspieltsein und zu kindlicher Freude ein. Dieser „beste Freund“ der Kinder sollte in der Küche nicht fehlen. Ein Tropfen Mandarinenöl, in Tee und Süßspeisen eingerührt, schmeckt köstlich!
- **Vanilleextrakt** veredelt jedes Gericht, das nach Vanille verlangt.
- Mit dem Duft des **Zitronenöls** holen wir uns die Sonne des Südens heim. Dieses Öl passt zu fast jeder Speise, sei es Fisch, Gemüse oder Dessert.
- **Schwarzer Pfeffer** ist ein mildes Universalöl in jedem pikanten Gericht, das Salz und Pfeffer benötigt. Gib in einen Glasbehälter mit Schraubverschluss je nach Größe des Glases zwei bis fünf Tropfen schwarzes Pfefferöl in Salz für ein schmackhaftes Pfeffer-Salz.

Wenn du ein ätherisches Öl verwendest, achte unbedingt auf höchste Qualität, deiner Gesundheit zuliebe.

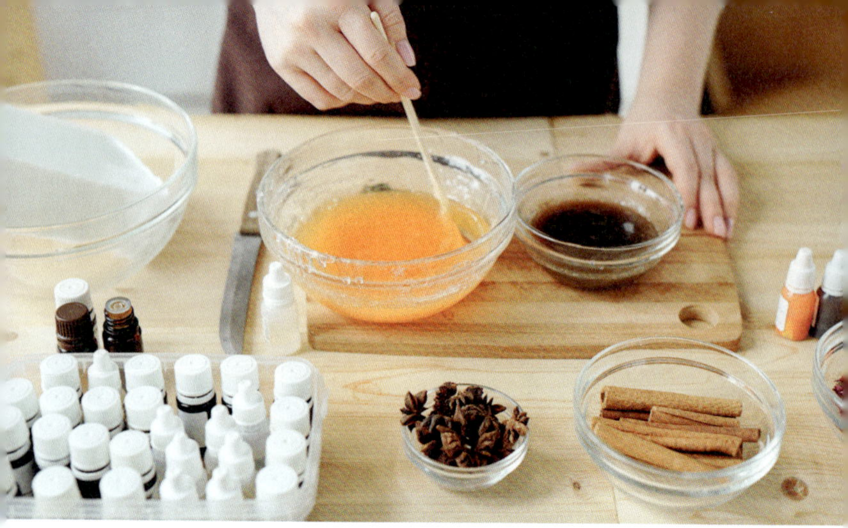

Ätherische Öle in der Aromaküche

Ätherisches Öl	Verwendung in der Aromaküche
Basilikum erfrischend	Tomaten, Tomatensoße, Erbsen, Kürbis, Lamm, Fisch, Eier, Salat, Kartoffeln, Pesto
Bergamotte anhebend beruhigend	Als Earl Grey Tee, in Getränken (Wasser, grüne Säfte), Vinaigrette, Dessert
Dill ausgleichend	Fisch, Gemüse, Tomaten, Kartoffeln, eingelegtes Gemüse
Grapefruit anhebend	Getränke, Gemüse, Obst
Ingwer magenwirksam	Getränke, Gemüse, Obst
Koriander beruhigend	Brotgewürz, Currygericht, Dips, Aufstriche, Eintöpfe, Soßen, Salate, eigelegtes Gemüse
Lavendel entspannend	Getränke, Dessert, Honig

Limette stimulierend	Getränke, Vinaigrette, Dessert
Majoran wärmend	Gemüse, Suppen, Eintöpfe, Fisch, Geflügel, Kartoffeln, Soßen, Marinaden, Vinaigrette
Nelke anregend	Getränke, Suppen, Soßen, Reisgerichte, Backwaren
Orange beruhigend	Getränke, Speisen, Vinaigrette, Desserts
Oregano aufrüttelnd	Gemüse, Salate, Fisch
Pfeffer anheimelnd	Passt als Gewürz zu fast jeder Speise
Pfefferminze erfrischend	Getränke, Salate, Gemüse, Kartoffeln, Erbsen, Früchte, Schokolade
Rosmarin aufmunternd	Mediterrane Gerichte, Fisch, Geflügel, Gemüse, Kartoffeln, Eier, Bohnen
Salbei stärkend	In der italienischen Küche, Gemüse, Geflügel, Eier, Suppen, Tee
Thymian magenfreundlich	Suppe, Eier, Bohnen, Gemüseeintopf, Fisch
Zimt wärmend	Gemüse, Süßkartoffeln, Fisch, Tee
Zitrone aufheiternd	Getränke (inkl. Wasser), Fisch, Geflügel, Vinaigrette, Dessert
Zitronengras klärend	Gemüse, Geflügel

*Die Differenz zwischen jugendlich heiteren Elektronensprüngen und Krankheit und Altersschwäche nennt man **Lebenskraft**.*

Die „essenziellen“ sekundären Pflanzenstoffe:

- **Sekundäre Pflanzenstoffe** finden sich besonders reichlich in ätherischen Ölen sowie in Kohlgemüse, Algen, Tomaten, Beeren und Kräutern. Löwenzahn enthält sieben Mal mehr sekundäre Pflanzenstoffe als Spinat.
- In **Fertiggerichten**, die nahezu tot, also im Grundzustand sind, ist keine Elektronendifferenz vorhanden. **Wir essen zwar, werden aber nicht „satt“.**
- Je kräftiger die **Farben**, desto reicher ist Obst und Gemüse an sekundären Pflanzenstoffen. Gemüse aus dem Supermarkt enthält deutlich weniger sekundäre Pflanzenstoffe als **Biogemüse** aus dem eigenen Garten. **Tiefkühlgemüse** ist die nächstbeste Wahl.
- Es geht beim Essen immer nur um das **hohe Elektronenpotenzial** für Energie und Lebensfreude!

Unser Ziel: Die Elektronenerregung!

Vergiss nicht: Eine elektronenreiche Ernährung hat eine positive Wirkung auf deine Gedanken und Gefühle!

Punkt 8: Bewegung, Durchblutung zur Entgiftung

Wer rastet, der rostet.

Warum Bewegung? – Stehendes Wasser fault.

- Wir machen Bewegung, um unsere Elektronen **in den Erregungszustand** zu bringen und die Lymphe (lateinisch: *lympha*, „klares Wasser“) in Bewegung zu setzen.
- Das Lymphsystem, mit den Lymphgefäßen als Leitungs-

bahnen, ist neben dem Blutkreislauf das wichtigste Transportsystem im menschlichen Körper. Es ist auf den **Transport von Nähr- und Abfallstoffen** spezialisiert und entsorgt in den Lymphknoten auch Krankheitserreger wie Bakterien und Fremdkörper.

- Etwa 10% von den Abfällen der Zelle werden von der Lymphe zur weiteren Verarbeitung aufgenommen. **Jeder Mensch** produziert zwischen 100.000 und **einer Million Krebszellen pro Tag**. Die werden in den Lymphknoten untersucht.
- Nachdem die Lymphe zum Weitertransport über keine eigene Muskulatur verfügt, muss sie durch **Bewegung** angeregt werden. Diese Bewegung ist gerade bei einer sitzenden Lebensweise wichtig!

Bringe Bewegung in die Mikrozirkulation

Die physikalische Gefäßtherapie verwendet ein medizinisches Therapiegerät für zu Hause, das mithilfe spezifischer Stimulationssignale gezielt die Pumpbewegung der kleinen Gefäße stimuliert und so die Blutversorgung wieder in Schwung bringt. Das Ergebnis:

- Die Abwehrkräfte werden gestärkt und die körperliche und geistige Leistungsfähigkeit gesteigert.
- Krankheiten werden besser abgewehrt, Abfallstoffe, die die Blutgefäße verstopfen, werden ausgeleitet und Medikamente und Nährstoffe an ihr Ziel gebracht.
- Die bequeme Anwendung dauert nur zweimal täglich acht Minuten.

Wärmetherapie: Dampfbad, Sauna, Infrarotkabine

Wärme tut gut, entweder im heißen Bad, in der Sauna oder in der Infrarotkabine. Die Durchblutung wird angeregt, und die Elektronen erhalten einen Energieschub.

- Es werden Glückshormone ausgeschüttet.
- Verspannungen lösen sich. Der Stress fällt ab.
- Die Durchblutung wird angeregt.
- Durch das Schwitzen werden Schadstoffe aus dem Körper abtransportiert.

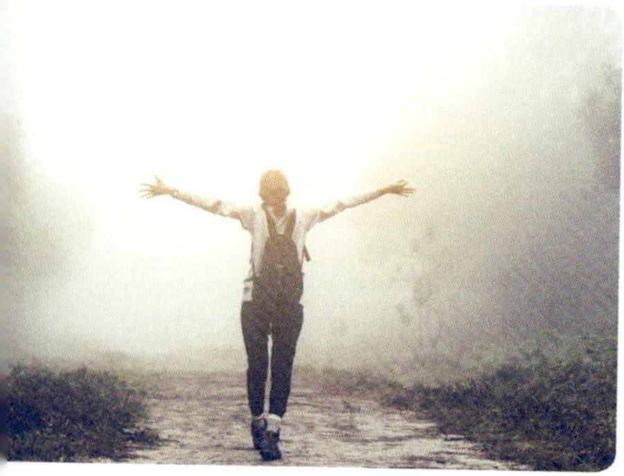

Bewegung ist Elektronenerregung

Jede Art von Durchblutung, etwa bei einem Spaziergang durch den Wald, beim Springen am Trampolin, bei der Arbeit mit dem Theraband (das man unter zwei Fußständern des Trampolins durchzieht), bei Kraft- und Ausdauertraining, physikalischer Gefäßtherapie oder durch die wohltuende Wärme in der Infrarotkabine oder in der Sauna, regt das Elektronenpotenzial an.

*Alles Leben ist in Bewegung.
Stillstand ist Tod.*

Vorsorge ist besser ...

Alle Maßnahmen (Punkt 2-8 des *9-Punkte-Programms*) stehen unter dem Zeichen der **Remythelierung**. Wir erinnern uns: „Remythelieren" heißt, die lebensbejahenden Methylgruppen auf unseren Genen zu aktivieren und fehlende zu ersetzen. (Wie man blockierte Methylgruppen deaktiviert, sehen wir im nächsten Abschnitt.)

Methylgruppen sind Schalter, die auf den Genen sitzen und sozusagen unsere Befehle ausführen. Was wir denken und fühlen wird Realität. Das ist angewandte Quantenphysik.

Ich, Geist, wähle, welche Elektronen ich anrege. Gesundheit, Fülle, Freude ...

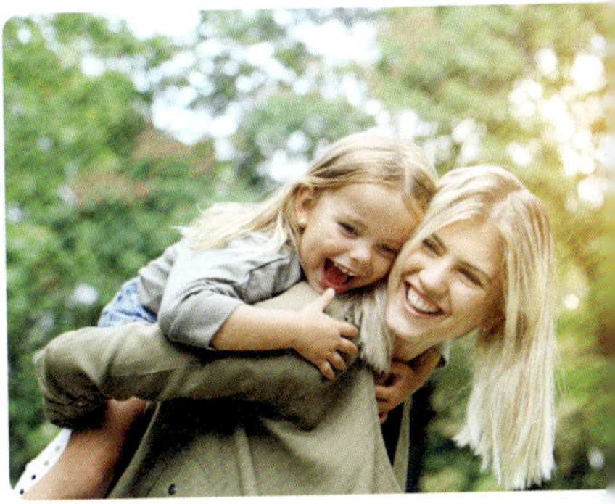

Unser Ziel: Die Elektronenerregung!

Bewegung setzt Endorphine frei. Endorphine machen glücklich.

Wenn deine Gedanken
und Gefühle klar
auf ein Ziel gerichtet sind,
wirken die ätherischen Öle noch viel stärker!

Zusammenfassung: Remythelierung Essenzielle Nährstoffzufuhr und Bewegung

- **Wasser**, die Grundlage eines gesunden Körpers, ist das wichtigste Lebensmittel zur Reinigung der Körpersysteme und zur Aufrechterhaltung des Wasserhaushalts im Körper. Dabei muss das Wasser frei von Giftstoffen, inklusive Medikamentenrückständen, sein! Das lebendige **Steinsalz**, von dem der Mensch täglich 2-3 g braucht, ist elektronenreich und lebensnotwendig.
- **Beta-Glucan** (im Zunderschwamm) schützt und regeneriert den Darm und unterstützt dadurch das Immunsystem. Alpha-Glucane (Stärkeprodukte = Zucker = Sauerstoff) essen wir im Übermaß. Doch Zucker ist Stress für die Zelle. Zucker (ein Alpha-Glucan) ist freier Sauerstoff auf Elektronen-Raubzug. Fehlen die lebenswichtigen Elektronen, bedeutet das für den Körper Elektronenraub aus gesundem Gewebe. Das führt zu Krankheit und Zelltod.
- Die **acht essenziellen Aminosäuren** sind die Bausteine der Zellen. Jede der 100 Billionen Zellen im Körper braucht die acht essenziellen, also zum Überleben notwendigen Aminosäuren. Ohne Bausteine – kein Haus. Ohne ausreichende Aminosäurezufuhr vegetiert die Zelle dahin, bis sie zu schwach wird, aufgeben muss und stirbt. **Krebs ist ein akuter Aminosäurenmangel!** Doch die Schulmedizin geht auf die wahre Ursache nicht ein.
- Die **Omega-3 Fettsäuren** (Fischöle), die im Gegensatz zu Omega-6 in der herkömmlichen Nahrung viel zu wenig vorkommen, sind für Herz und Gehirn essenziell.

- **Gemüse**, Küchenkräuter, Sprossengemüse, Obst, besonders Beeren aller Art, führen dem Körper die nötigen Nährstoffe zu, um die Zellen mit lebendiger Energie zu versorgen. Willst du gesundheitlichen Erfolg in nur zehn Tagen sehen, dann empfehle ich dir die 10-Tage-Transformation. Mit ihrer nährstoffdichten Vitalkost zur Reinigung und zum Aufbau, ist sie der perfekte Einstieg in das *9-Punkte-Programm*.
- **Ätherische Öle** und **Farbstoffe** liefern den Zellen Methylgruppen und Elektronenschübe, und diese Elektronenerregungen machen sich an den Schaltern der Gene (Methylgruppen) bemerkbar. Nicht vorhandenes Schwingungspotenzial begünstigt Krankheit. **Krebs ist eine akute genomweite Untermethylierung.** Medikamente sind aggressive Elektronenräuber. Ätherische Öle sind geniale Methyl- und Elektronenspender, die ohne Widerstand an die Zellen und bis zum Genom gelangen. Gemäß unseres Bewusstseins halten sie Gesundheit, Glück und Zufriedenheit für uns bereit (oder das Gegenteil).
- Der Körper braucht auch **Bewegung**, um seine Elektronen in Schwung zu halten, etwa durch Wandern oder Trampolin-Springen – denn stehendes Wasser verfault, durch Mikrozirkulation mittels physikalischer Gefäßtherapie – sowie Wärme (Dampfbad, Sauna, Infrarotkabine).

Dieser schrittweise Aufbau der Gesundheit – von noch so ausweglosen Krankheitssymptomen hin zu nachhaltiger Symptomfreiheit – wird ausschließlich durch die Zufuhr von Methylgruppen und Elektronen mit einer hohen Elektronenschwingung erreicht. Mit diesen Grundbausteinen heilt der Körper sich selbst.

Im nächsten Abschnitt geht es nun um die Demythelierung unliebsamer Eigenschaften – wie Angst, Stress, Ärger und andere Leidenschaften des Verstandes – die krank machen.

Heilung kann durch ein Buch kommen,
sie kann durch einen Arzt kommen.
Diese Dinge wirken alle zusammen.
Es liegt an uns, das Geschenk und die Liebe,
die so großzügig gegeben werden, anzunehmen.

Harold Klemp, Spirituelle Weisheit zu Gesundheit und Heilung

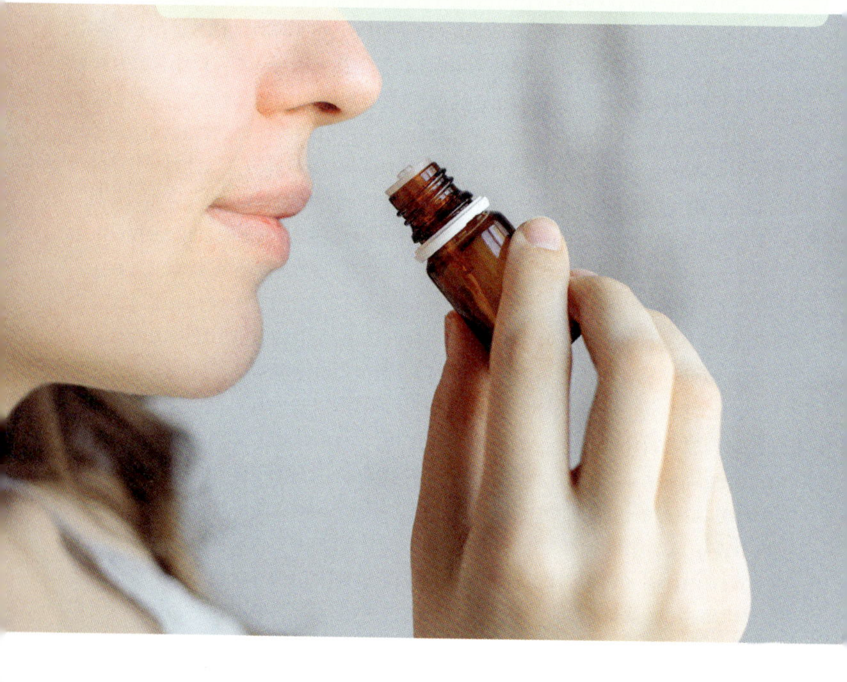

Psychische (Histonische) Demythelierung

Punkt 9: Eliminierung fremder Bedürfnisse und Etablierung der eigenen Bedürfnisse

Unsere Gedanken und Gefühle zu bereinigen, ist wohl der wichtigste Punkt im 9-Punkte-Programm!

Wo sitzt der Schmerz in deinem Körper? Traumata, körperliche und emotionale Schmerzen, sie alle sitzen in den Histonen, diesen basischen Proteinen **im Zellkern**. Dort sind sie im Erbgut gespeichert für Generationen.

Einmal entdeckt, kannst du als *unendlicher, ewiger Geist* **wählen**, ob diese dort eingesperrten Gedanken und Gefühle für dich heute noch Gültigkeit haben oder nicht.

Wie du Trauer in Freude wandelst

- **Die Zelle gehorcht deinem Befehl!** Methylgruppen reagieren wie ein feinfühliges Messgerät auf unsere Gedanken und Emotionen, ob Groll und Zorn oder Dankbarkeit und Vergebung.
- **Ist ein Problem gelöst**, die Ursache erkannt und ein neuer Impuls gesetzt, wird die alte Gemütsregung „demytheliert“.
- Das **Trauer-Methyl** wurde mit dem **Freude-Methyl** ersetzt. Erkenntnis macht frei. Elektronenschübe steigen in

ein höheres Schwingungspotenzial auf – und die Energie fließt kräftig!

- Bewusstsein, Psyche, Gedanken und Überzeugungen **lenken die Funktionen** deines Körpers. Bist du von einem Ideal (Gesundheit) beseelt, wird dein Körper auf diesen Impuls reagieren, mit oder ohne Tabletten oder Kräuter.

Du allein erschaffst dein Leben.
Du bist der Herr deines Universums.
Was du nicht willst,
kommt in deinem Universum nicht vor!

Alles hat mit unseren Gedanken zu tun!

Wunderst du dich manchmal darüber, warum du gerade Brust- oder Magenkrebs hast und Bekannte mit einem Speicheldrüsen-, Kehlkopf- oder Luftröhrenkrebs kämpfen? Warum gibt es so viele Arten von Krebs?

Die Elektronenlosigkeit zeigt sich immer an unserem schwächsten Punkt im Körper, wohl dort, wo du – unbewusst – deine Gene mit schweren Gedanken, Traurigkeit, Schock und Stress, Angst, Sorgen und Bitterkeit belastest. Genau dort bricht dein Krebs auf. Christiane Beerlandt zeigt in ihrer 1.600-seitigen Enzyklopädie der Psychosomatik *Der Schlüssel zur Selbstheilung* einige mögliche Ursachen von Krebs auf:

- **Magenkrebs** – Immerzu beschäftigen dich düstere, schwere Gedanken, emotionale Lasten, Angst. Aber Hilfe kommt nicht von außen. Liebe und Wärme zu dir selbst werden die Ängste vertreiben.

- **Speiseröhrenkrebs** – Betest du etwas oder jemanden außerhalb deiner selbst an? Deine Kraft und Schönheit liegt in dir. Äußere dich, lasse alles einmal heraus. Strahle in deiner Stärke.
- **Brustkrebs** – Wie lange wirst du noch schwanger gehen mit angestauten Emotionen, mit deinen übersteigerten Sorgen um andere? Schaue jetzt auf dich! Bringe Liebe und Wärme in dein Leben.
- **Prostatakrebs** – Herrscht tiefe Trauer in dir, doch du kannst deine Gefühle nicht zeigen? Über deine Gefühle kommst du zu deinem tiefsten Selbst. Sie werden deine Heilung sein.
- **Leberkrebs** – Mutlos, tief traurig, voll Angst? Klammerst du dich an etwas oder jemanden aus Angst, es, sie oder ihn zu verlieren? Überprüfe alles. Lasse Liebe, Selbstrespekt und Freude in dein Leben treten.
- **Hautkrebs** – Wo ist deine gesunde Lebenskraft geblieben? Dein Immunsystem wird immer schwächer. Lasse dich nicht länger gehen! Stehe auf, zeige deine Kraft und entferne mit vollem Einsatz das Negative aus deinem Leben!

Die Ode an den „heilbaren“ Krebs

- „Wenn du davon überzeugt bist, dass eine Krankheit dich vernichten wird, so ist es auch möglich.
- Wenn du hingegen beschließt, dass dein Bewusstsein dazu imstande ist, alle negativen Erwartungsmuster in positive umzuformen,
- Wenn du damit aufhörst, dich als ein armes Opfer anzusehen, dass nichts zu seinem Leben zu sagen hat,
- Wenn du dir darüber im Klaren bist, wie Geschehnisse

aus der Vergangenheit von dir selbst hervorgerufen wurden und du dich JETZT für ein neues Leben entscheiden und positive Lebensumstände erzeugen kannst,

- Wenn du dir dessen bewusst bist, dass nichts und niemand dein Leben führen oder vernichten kann, es sei denn du selbst …,
- Dann nimmst du jetzt auf *selbstbewusste* Art und Weise die Zügel in die Hand,
- Dann reißt du das Ruder herum."

„*Sei dir darüber im Klaren*, dass dein Körper unmittelbar auf *die* Botschaft hört, die du aussendest. Sei davon überzeugt, dass du dich selbst heilst, dass du Meister über deinen Körper bist. Freude und Liebe zu dir, und *zu wissen*, dass der Körper lediglich auf deine Überzeugungen reagiert: So kannst du entspannt genesen." *Christiane Beerlandt*

Du allein bist Herr und Meister deines Lebens. Nichts geschieht zufällig. Es ist also eine Umkehr erforderlich, eine **Abkehr von negativen Gefühlen** und belastenden Einflüssen, die direkt die Schalter deiner Gene beeinflussen. Jede Tumorzelle braucht Wärme, Sicherheit, Freude, Friede, Sanftheit in deinem Selbst – und natürlich die essenzielle Ernährung.

Wahre Heilung geht immer mit einem gesteigerten Bewusstsein einher. Das geschieht, wenn du auf dein Herz hörst.

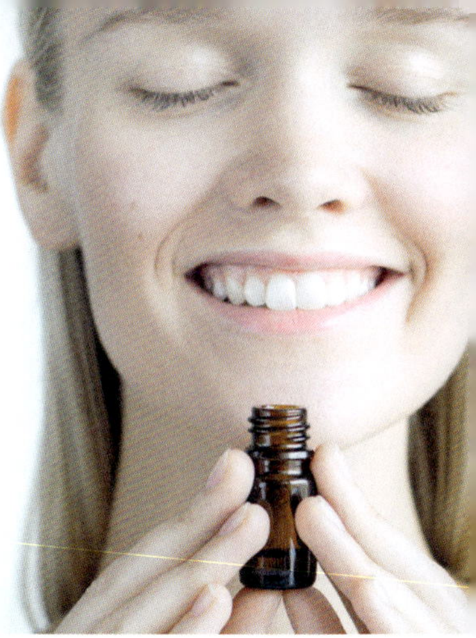

Ätherische Öle – deine treuen Verbündeten im Lebenskampf

Wie ätherische Öle für dich arbeiten

- Behutsam gehen ätherische Öle mit ihrem lieblichen Duft in das Erinnerungszentrum des Gehirns und beginnen die negativen, traurigen, verletzten Empfindungen zu beruhigen – vorsichtig, um dein seelisches Gleichgewicht nicht zu stören. Sie gleichen deine trüben Schwingungen ihren hell klingenden Klängen an. Dein Herz beginnt zu singen, die Elektronen springen, du bist wieder glücklich!
- Ätherische Öle fördern die Durchblutung, bringen Nährstoffe heran und transportieren Abfallstoffe ab. Sie hemmen Entzündungen und stärken dadurch das Immunsystem, beseitigen allfällige Bakterien, lindern Stress und glätten die Falten – körperlich, emotional und geistig.
- Du kannst mit den ätherischen Ölen gezielt arbeiten, um negative Zellinformationen zu demethylieren und Frieden in jeder deiner Zellen, direkt auf den Genen, zu verankern.

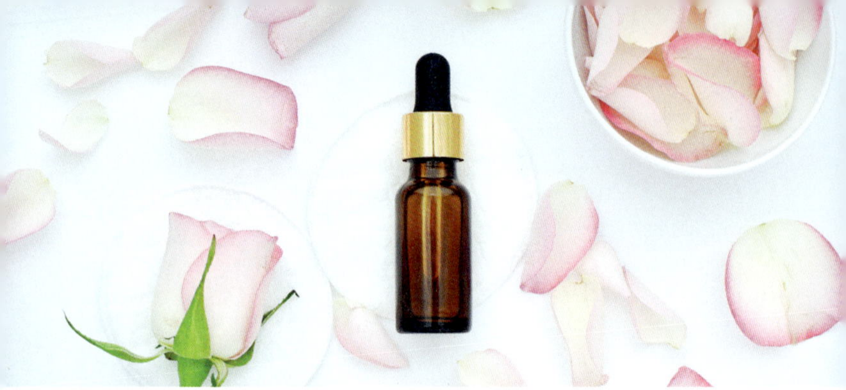

Das tägliche ätherische Öle-Ritual

Willst du deinen Körper in Höchstform bringen, dein Immunsystem tatkräftig unterstützen, Probleme körperlicher, emotionaler und mentaler Art überwinden, dann gehe nach dem bewährten *9-Punkte-Programm* vor, das der Aroma-Experte Helmuth Matzner entwickelt und damit vielen Menschen in schwierigsten Situationen wieder zurück ins Leben geholfen hat.

Das **tägliche ätherische Öle-Ritual** kann morgens und abends oder zwischendurch angewendet werden:

1. Reibe je 10 Tropfen eines ätherischen Öls auf die Fußsohlen, um deinen Zellen Elektronen und Methylgruppen zuzuführen (z.B. **Zitrone, Mandarine, Orange**).
2. Gib 3 Tropfen eines hormonunterstützenden Öls in die Armbeugen (z.B. **Salbei, Muskatellersalbei, Fenchel** oder eine **Progesteron Essenz**).
3. Reibe 5 Tropfen eines anhebenden ätherischen Öls auf die Brust (z.B. **Rose, Weihrauch, Geranie** oder **Balsamtanne**, die „33 Seelenöle").
4. Trage 5 Tropfen im Gesicht auf (z.B. **Myrrhe, Weihrauch** oder **Sandelholz**).

5. Verwende entsprechende Öle nach deinem Bedarf (z.B. für die Verdauung **Fenchel**, bei Schmerzen **Wintergrün** etc.).
6. Nimm zum „Kochen“ oder Einnehmen zum Verzehr zugelassene ätherische Öle (z.B. **Zitrone, Nelke, schwarzer Pfeffer, Zimt** etc.).

Langjährige Öle-Anwender verwenden die Öle gerne pur, doch wenn du erst mit ätherischen Ölen beginnst, mische die Öle mit reinem Pflanzenöl, um ihre Wirkung abzumildern. (Siehe auch die *Richtlinien zur sicheren Anwendung ätherischer Öle* im Anhang.)

ICH wähle, welche Elektronen ich errege.
Glück, Freude, heitere Gelassenheit ...

Die Anwendung der ätherischen Öle nach dem *9-Punkte-Programm* nach Helmuth Matzner

Verwende pro Anwendung **ein** ätherisches Öl aus der Öle-Liste.

Einser-Öle: Zufuhr von Methylgruppen zu den Körperzellen	Basilikum, Citronella, Eukalyptus, Fenchel, Grapefruit, Kiefer, Lavendel, Limette, Mandarine, Nelke, Orange, Pfefferminze, Salbei, Wintergrün, Zedernholz, Zitrone, Zitronengras, Zypresse
Zweier-Öle: Hormonunterstützende Öle in die Armbeuge	Salbei, Muskatellersalbei, Basilikum, Fenchel, Lavendel, Pfefferminze, Thymian, Zitrone

Dreier-Öle: Die „33 Seelenöle" auf das Herz	Ölmischungen für Mut, Stress, Hoffnung, Motivation, Freude, Inspiration, Transformation, Fülle, Dankbarkeit
Vierer-Öle: Öle für das Gesicht	Myrrhe, Sandelholz, Weihrauch, Lavendel
Fünfer-Öle: Zur äußerlichen Anwendung nach Bedarf	Das können alle Öle sein, z.B. Fenchel bei Verdauung, Lavendel für die Haut
Sechser-Öle: Zum Essen, „Kochen"	Fenchel, Ingwer, Lavendel, Muskat, Orange, Zitrone

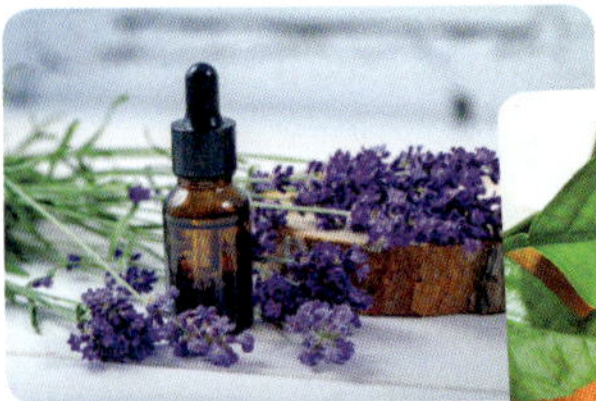

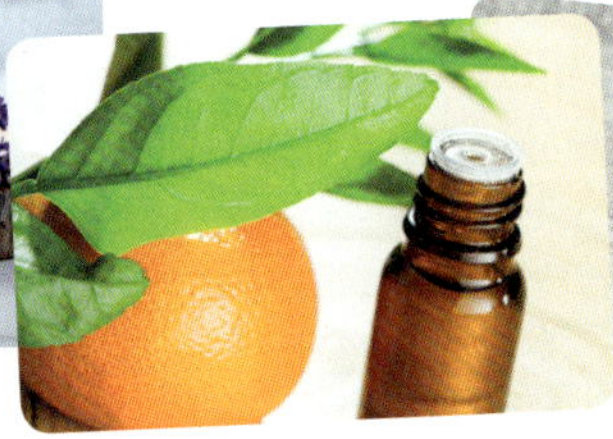

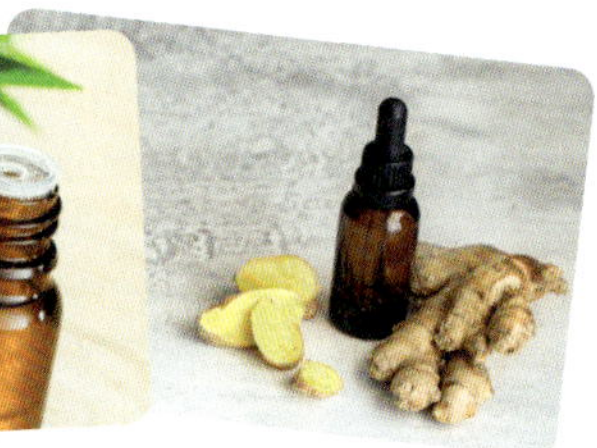

Unser Ziel: Die Elektronenerregung!

Alles, was du tun kannst, um dich glücklicher zu fühlen (singen – tanzen – Düfte riechen – gesund essen und stressfrei leben), solltest du JETZT für dich tun! Lasse den Elektronen freien Lauf. Das *9-Punkte-Programm* nimmt dich an die Hand und führt dich Schritt für Schritt Richtung Gesundheit.

Ätherische Öle zur täglichen Pflege

Mit Düften verwöhnen

Eine heilsame Atmosphäre schaffen

Düfte bringen den Elektronenreigen zum Tanzen und regen Gefühle an. Gefühle drücken die Schalter der Gene. Also tun wir alles, um gute Gefühle und eine der Heilung förderliche Umgebung zu schaffen, in der wir uns wohl und geborgen fühlen. Jede Arbeit mit ätherischen Ölen beginnt mit dem Einatmen eines Duftes, denn die reinen Aromen ätherischer Öle machen zutiefst glücklich.

- **Ein Aroma-Diffuser** ist ein elektrisches Gerät, das auf Kaltluftbasis Duftwolken in den Raum vernebelt. (Kaltluft deshalb, weil wir die Öle nicht erhitzen wollen, um ihre Wirkung nicht zu mindern.) Ein Aroma-Vernebler ist die einfachste Art, Düfte in den Raum zu bringen.

- **Ein ätherisches Öl**, das das Gemüt anhebt und eine heilende Atmosphäre schafft, wirkt mehrfach: Körperlich durch das Einatmen reiner Atemluft; emotional, um unsere tiefen Wunden zu heilen; geistig, um die Ursache unseres Leidens zu erkennen und Schritte in Richtung Heilung zu unternehmen.

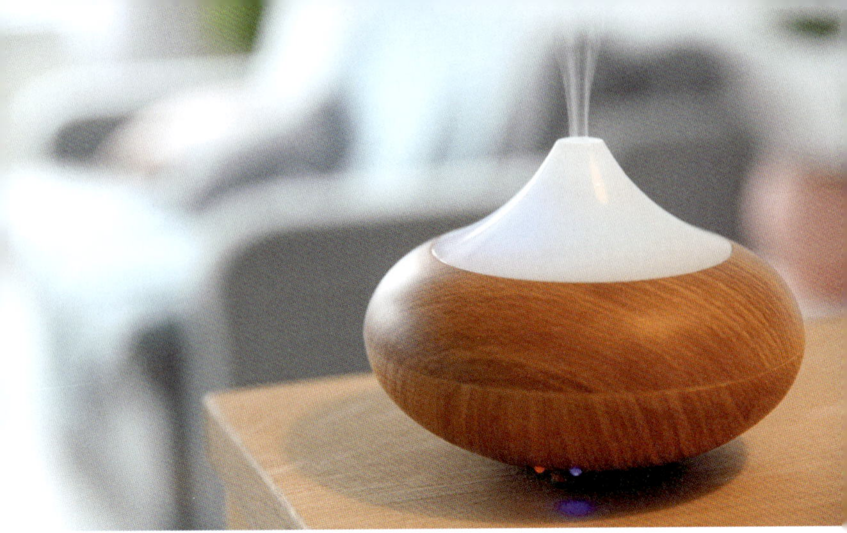

- **Ein Raumspray** kann schnell selbst hergestellt werden. Man nimmt eine Sprühflasche mit Wasser, gibt ein paar Tropfen eines speziell für unser „Thema" ausgewählten Öles hinein und schüttelt vor Gebrauch. Es eignen sich Öle gegen Freudlosigkeit – mit Düften von Rose oder Geranie; bei Mutlosigkeit – eine Mischung aus Fichte, Kampfer und Weihrauch; Verzweiflung – ein anhebendes Öl wie Orange oder Muskatellersalbei; bei Stress – ein beruhigendes Öl wie Lavendel oder Balsamtanne.

- **Ein Inhalator** ist ein handlicher Applikator, der – ob unterwegs oder zu Hause – immer griffbereit ist und mit dem geeigneten Duft versehen werden kann: Lavendel zur Beruhigung; Mandarine zur Freude; Rosengeranie, um trübe Gedanken zu vertreiben.

- **Ein feuchtes Tuch**, mit ätherischem Öl benetzt und im Raum aufgehängt, bringt Frische und Duft in jeden Raum.

Ein kühles Tuch kann auch auf die heiße Stirn gelegt werden, um daran zu erinnern, Sorgen und Ärger auf den Genen in Geborgenheit und Heiterkeit umzuwandeln.

- **Die Wasserschale** mit ein paar Tropfen eines ätherischen Öls auf den Heizkörper gestellt, kann ebenfalls eine gute Raumatmosphäre in eine stickige Krankenstube zaubern.

- **Das Krankenbett** kann in eine Oase des Friedens und der Ruhe verwandelt werden, wenn man einen Tropfen eines beruhigenden ätherischen Öls wie etwa Lavendel oder Rosmarin auf das Kopfpolster tropft; oder man legt ein duftendes Taschentuch auf das Kissen. Die Bettwäsche kann mit einem duftenden Linnenspray (wie Raumspray, siehe oben) besprüht werden. (Verwende niemals ein kommerzielles chemisches Duftprodukt – es ist pures Gift.)

- **Der Teppichboden** kann mit ein paar Tropfen eines erfrischenden ätherischen Öls beduftet werden, oder man gibt einen Tropfen seines Lieblingsöls auf den Staubsaugersack, um Duft im Raum zu verbreiten.

- **Das Ölfläschchen** ist wohl die einfachste Art, um Duft einzuatmen. Es ist immer zur Hand, und wenn der Kopf brummt oder die Übelkeit einen befällt, kann man mit dem Pfefferminzöl schnell Abhilfe schaffen. Auch riecht man in Zeiten der Stille, vor Gebet oder Meditation, gerne an seinem Lieblingsöl. Es stimmt uns ein und lenkt die Sinne Höherem zu.

Was immer wir tun können, um einen Kranken und uns selbst zu erfreuen, ist hilfreich bei der Heilungsarbeit, denn Dankbarkeit ist ein mächtiger Helfer zum Glück.

Eine duftende Aroma-Anwendung

- **Eine Massage** mit ausgewählten ätherischen Ölen lässt den Stress des Lebens abfallen, trübe Gedanken und Empfindungen wie Nebelschwaden in weite Fernen fortziehen und öffnet wohltuenden Gefühlen Raum. Oft werden ältere kranke Menschen mit ihrem Schicksal allein gelassen und vereinsamen. Da kommt das Geschenk einer liebevollen Massage mit himmlischen Düften gerade recht. Der sicherste Ort, ein Öl anzuwenden, sind die Fußsohlen.

- **Ein Bad** oder Fußbad kann ebenfalls eine willkommene Abwechslung sein, um unsere traurigen Gedanken mit den lieblichen Düften aufzulösen, um angehoben und gestärkt zu werden. Jede Art von reinem Duft hebt unsere Stimmung, weil die Elektronen in unseren Zellen wie ein Glockenspiel angestoßen werden und zu singen und zu tanzen beginnen. Ein paar duftende Tropfen in Badegel oder Sahne (als Emulgator) in das Badewasser eingerührt, erfreuen die Sinne und lenken unsere Gedanken und Gefühle in sanftere Bahnen.

- **Zur Handdesinfektion** kann man sich ein ganz natürliches Mittel selbst herstellen. Man nimmt Aloe Vera Gel und mischt ein bis zwei Tropfen oder mehr (je nach Menge und Größe des Gefäßes) von diesen antiseptischen ätherischen Ölen dazu: **Zimt, Nelke, Zitrone, Eukalyptus** und **Rosmarin**. Gut vermischen und als duftende Handdesinfektion verwenden. Diese Mischung ist nachweislich ebenso wirksam wie der Desinfektionsspender im Krankenhaus, aber ganz ohne giftige Chemikalien.

- **Das Desinfektionsspray** ist sehr hilfreich, um Oberflächen zu reinigen, wie etwa das Nachtkästchen im Krankenhaus oder oft benutzte Handgriffe. Natürlich ist es auch ideal zur Handdesinfektion für unterwegs. In ein Glasfläschchen gibt man Wasser und fügt ein paar Tropfen der oben angegebenen Öle oder andere antiseptische ätherische Öle hinzu.

- **Die Schaumhandseife** kann mit ätherischen Ölen versetzt werden, die nachweislich keimreduzierend wirken, wie die Mischung aus **Zimt, Nelke, Zitrone, Rosmarin** und **Eukalyptus** oder anderen antiviralen Ölen.

- **Zahncreme und Mundwasser** mit ätherischen Ölen wirken keimtötend und sind – ganz ohne Fluor und Alkohol – gesund. Auf die Zahnbürste gibt man einen Tropfen Öl, beispielsweise **Nelkenöl**. Das Mundwasser kann man sich selbst herstellen mit Wasser und Ölen wie **Zimt, Nelke, Zitrone, Rosmarin** und **Eukalyptus**. Ist das Mundwasser zu stark geraten, gibt man einfach noch etwas Wasser dazu; ist es zu milde, fügt man mehr Öl hinzu.

Die aromatische Küche

- **In der Aromaküche** sind ätherische Öle höchst beliebt. Es genügt oft nur ein einziger Tropfen, manchmal sogar nur ein halber Tropfen (Zahnstocher-Methode), um einem Gericht die entscheidende Geschmacksnote zu geben.

- **Beliebte Küchenöle** sind Anis, Basilikum, Bergamotte, Dill, Grapefruit, Ingwer, Koriander, Lavendel, Limette, Majoran, Nelke, Orange, Oregano, Pfeffer, Pfefferminze, Rosmarin, Salbei, Thymian, Zimt, Zitrone und Zitronengras.

- **„Kochen“ mit ätherischen Ölen** ist in der Aromaküche anders. Das ätherische Öl wird – ohne zu kochen – kurz vor dem Servieren in das Gericht eingerührt. Das Aroma beglückt den Gaumen und – bringt Elektronenwolken und Methylgruppen in den Körper!

- **Die Wirkungen** der ätherischen Öle in unseren Speisen sind vielfältig. Hier ist nur ein Beispiel: Nehmen wir einen Tropfen Zitronenöl zu uns, geht das ätherische Öl los und sucht sich freie Radikale und wandelt sie in Vitamin A um! Genial!

- **Einige Beispiele** aus der Aromaküche: Das Öl des **schwarzen Pfeffers** passt zu vielen pikanten Gerichten. **Lavendelöl** im Tee beruhigt. **Limette** im grünen Smoothie schmeckt lieblich. **Zitronenöl** über Fisch oder in Soßen gibt die entscheidende Geschmacksnote. Ein Tropfen **Zimt-** und **Nelkenöl** im Apfelstrudel macht einen großen kulinarischen Unterschied.

- **Als Nahrungsergänzung** können zum Verzehr zugelassene ätherische Öle in Tees oder Mandelmilch genommen werden. Oder man nimmt eine 00 Kapsel, tropft ein paar Tropfen ätherisches Öl hinein und füllt mit reinem Pflanzenöl auf. (Beginne mit drei Tropfen eines ätherischen Öls und fülle die Kapsel mit Pflanzenöl auf. Steigere die Tropfenanzahl nach Anweisung deines Therapeuten.)

Maßnahmen, die Körper, Gemüt und Geist erfreuen

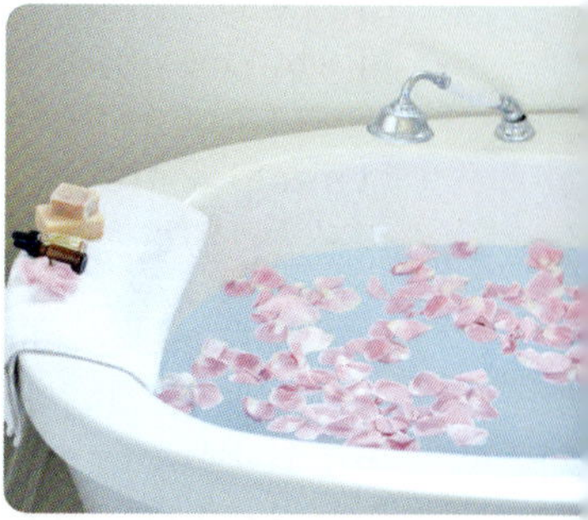

Das Entgiftungsbad

- 1 Tasse Bittersalz (Epsom Salz)
- 3 Tr. Zitronenöl
- 6 Tr. Lavendelöl

Anwendung: In einen Glasbehälter mit Schraubverschluss füllt man Bittersalz, fügt das ätherische Öl hinzu, verschließt den Behälter und schüttelt kräftig.
Der Badezusatz wird in das heiße Wasser gegeben.

Kreiere deine eigenen Duftkreationen:

- **Zur Beruhigung:** Balsamtanne, Lavendel, Vetiver, Kamille
- **Für kindliche Heiterkeit:** Mandarine, Orange, Bergamotte, Geranie
- **Für geistige Klarheit:** Rosmarin, Eukalyptus, Weihrauch, Sandelholz

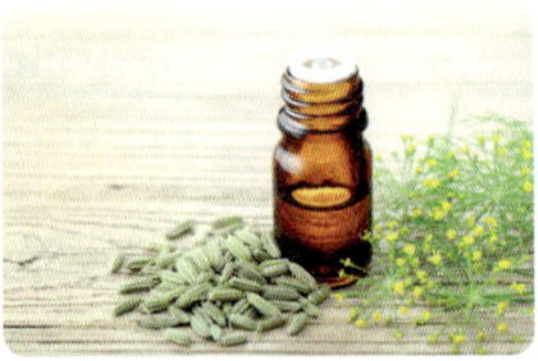
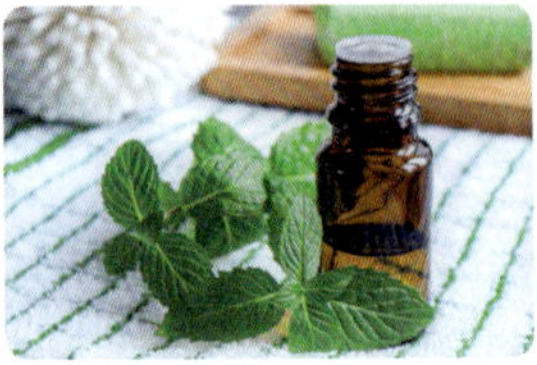
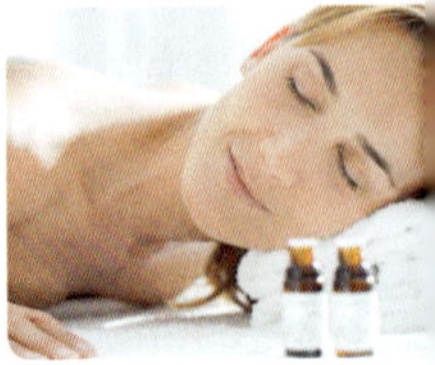

- **Zur Hormonunterstützung:** Salbei, Muskatellersalbei, Fenchel
- **Bei Verdauungsproblemen:** Anis, Fenchel, Ingwer, Zitrone, Pfefferminze
- **Zum Loslassen:** Tanne, Fichte, Jasmin, Kamille, Rose
- **Der Immun-Booster:** Zimt, Nelke, Rosmarin, Orange, Zitrone

Massagen und Einreibungen

- Es können alle ätherischen Öle, je nach Therapieziel, für Einreibungen verwendet werden. (**Fenchel** oder **Pfefferminze** für den Darm; **Lavendel** oder **Zistrosenöl** für die Haut; **Sandelholz** oder **Weihrauch** zur Beruhigung.)
- Für Massagen eigenen sich hervorragend die regenerierenden Hautöle wie **Lavendel, Weihrauch, Myrrhe, Sandelholz** oder **Zedernholz**.
- Die ätherischen Öle werden für Massagen mit reinem Pflanzenöl verdünnt.

Reine Pflanzenöle für Massagen

- Küchenöle: Olivenöl, Kokosöl, Sonnenblumenöl
- Nussöle: Mandelöl, Jojobaöl
- Fruchtige Öle: Aprikosenöl, Avocadoöl, Traubenkernöl

- Richtlinien für die sichere Anwendung ätherischer Öle (Verdünnung) findest du im Anhang.

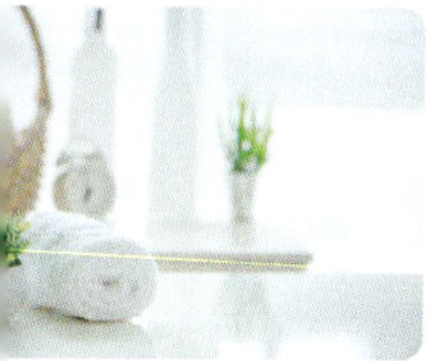
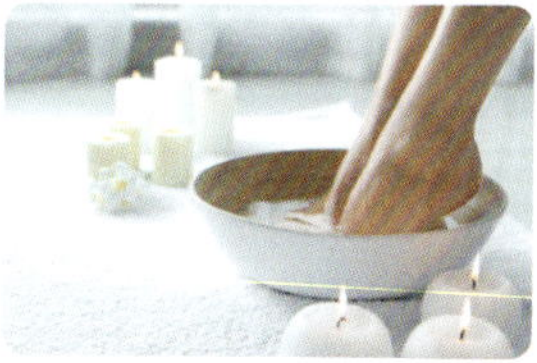
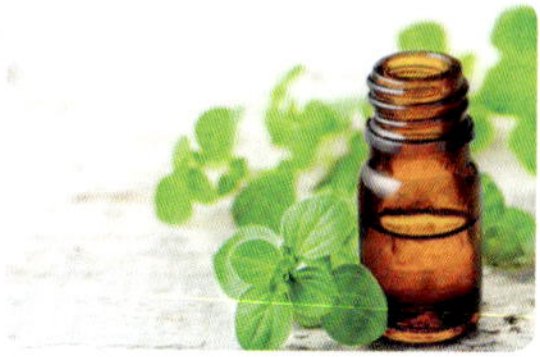

Wärme und Geborgenheit

- Neben einem heißen Bad mit ätherischen Ölen schenkt auch eine **Infrarotkabine** wohlige Wärme, besonders im Winter. Auch eine Infrarot-Behandlung zu Hause mit einer **Infrarotlampe** pflegt die Haut von innen und außen.
- Eine Ultraschallanwendung mithilfe einer **Ultraschall-Massagebürste** mit **Thermo-Effekt** lässt die pflegenden Öle in die tiefen Hautschichten eindringen.
- Das **Dispersionsbad** ist eine 1937 von Werner Junge entwickelte Therapiemethode, bei der die Haut zwei- bis dreimal mehr ätherisches Öl aufnimmt als in einem gewöhnlichen Ölbad. Das Junge-Öl-Dispersionsgerät kann zu Hause in der eigenen Badewanne einfach angewendet werden.
- „Heiße" Öle **wie Oregano, Nelke** oder **Wintergrün** heizen den Zellen richtig ein. Hast du kalte Füße, reibe sie mit Wintergrünöl oder einem der anderen Öle ein. Das ist besonders wohltuend nach einem heißen Fußbad.

Bewegung trotz Krankheit

- Das **Spazierengehen** im Park oder im Wald ist wohl die einfachste und gesündeste Bewegungsart und sicher von deinem behandelnden Arzt empfohlen. Wenn du weiterführende Aktivitäten machen möchtest, besprich dich zuvor mit deinem Therapeuten.
- Wenn man an das Haus gebunden ist, kann das **Trampolin** ein guter Ersatz sein, um seine Zellen zu bewegen. Leichtes Schwingen oder auch Sitzen am Gerät bringt die Zellen schon in Bewegung. Für Standsicherheit gibt es eine Vorrichtung zum Anhalten.
- Die **Gefäßtherapie zu Hause** mit dem weltweit einzigartigen *Physikalischen-Gefäßtherapie-Gerät* bringt die Blutzirkulation in Schwung – und damit die Zufuhr der Nährstoffe und den Abtransport von Giftstoffen bis in die kleinsten Blutgefäße.
- Wenn du bettlägerig bist, lasse dich von deiner Pflegeperson bewegen. Leichte **Bürsten- oder Knetmassagen** können wohltuend sein.

Krebsvorbeugung

- **Das Essen und Trinken** von gesunden Lebensmitteln sind die Hauptvoraussetzungen für Zellgesundheit. Werde ein Biochemiker: Lasse nur Dinge in deinen Körper, die ihm gut tun!
- **Toxine und Petrochemikalien** (chemische Produkte, die aus Erdgas und Erdöl hergestellt sind) wie Pestizide, Herbizide sowie Schwermetalle reichern sich im Fettgewebe an. Dies kann zu Hormonstörungen, neurologischen Problemen und einem höheren **Krebsrisiko** führen. Daher

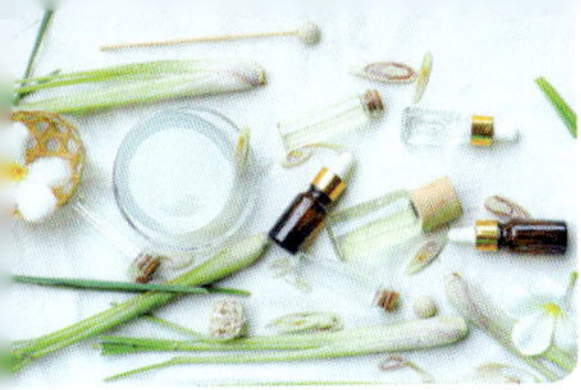

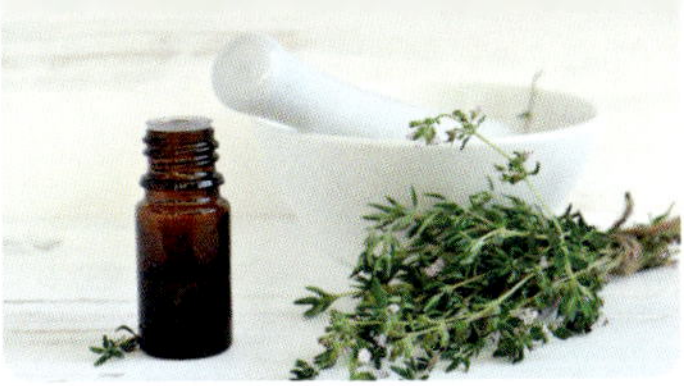

heißt es: Alle **Haushaltsgifte** entschieden entfernen und durch Bio-Produkte ersetzen!

- **Zypresse, Zitronengras** und **grüne Minze** fördern die Durchblutung und unterstützen die Reinigung des Fettgewebes.
- Ätherische Öle wie **Ledum, Mandarine** und **Grapefruit** können ebenfalls helfen, Fettzellen zu reduzieren. (Siehe den Praxis-Ratgeber *Abnehmen – Mit Duftmedizin zum Wohlfühlgewicht.*)
- Limonen in **Zitrusölen** sind besonders im Krebsfrühstadium und zur Vorbeugung sehr wirksam, also **Zitrone, Orange, Mandarine,** aber auch **Lavendel, Nelke** und **Thymian** (*Thymus vulgaris CT linalol*).

Fünf Dinge, die Sterbende am meisten bereuen:

In ihrem Buch *5 Dinge, die Sterbende am meisten bereuen: Einsichten, die Ihr Leben verändern werden* erinnert dich Bronnie Ware daran, was dir wichtig sein sollte:

Ich wünschte, ich hätte ...

1. Den Mut gehabt, mein eigenes Leben zu leben.
2. Nicht so viel gearbeitet (zu wenig gelebt).
3. Den Mut gehabt, meine Gefühle auszudrücken.
4. Den Kontakt zu meinen Freunden aufrechterhalten.
5. Mir erlaubt, glücklich zu sein.

Linderung der medizinischen Nebenwirkungen

Hinweis: Eine alternative oder zusätzliche Krebsbehandlung sollte nicht ohne Rücksprache mit dem Arzt deines Vertrauens durchgeführt werden. Die Anwendung ätherischer Öle kann die Wirksamkeit herkömmlicher Krebstherapien ergänzen, und die Öle-Anwendung sollte fortgesetzt werden, bis der Krebs verschwunden ist.

Wann man **keine** ätherischen Öle bei der Krebsbehandlung verwendet!

- Während einer Chemotherapie werden keine ätherischen Öle verwendet.
- Die ätherischen Öle würden die chemischen Substanzen der Chemotherapie bekämpfen.
- Der erwünschte Erfolg einer Chemotherapie wäre dadurch kompromittiert.

Wann man ätherische Öle bei der Krebsbehandlung verwendet

- **Vor und nach** einschneidenden **Krebsbehandlungen** (Operation, Chemo) zur Unterstützung des Immunsystems
- Zur Erhöhung des **Elektronenpotenzials**
- Zur **Methylierung** der Gene
- **Im Krebsfrühstadium** und danach werden alle Krebsarten mit ätherischen Ölen bevorzugt begleitet. Man wechselt die verschiedenen Öle im wöchentlichen Turnus, damit die Krebszellen sich nicht an die Öle gewöhnen und eine Resistenz bilden können.

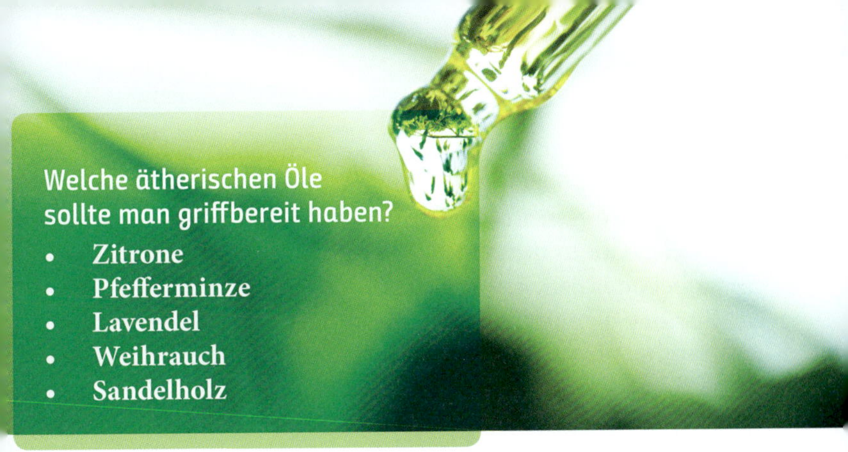

Welche ätherischen Öle sollte man griffbereit haben?

- Zitrone
- Pfefferminze
- Lavendel
- Weihrauch
- Sandelholz

Bei Übelkeit

- **Pfefferminzöl** oder **Zitronenöl** (Nahrungsmittelqualität)
- Für fünf Minuten jede Minute einen Tropfen zu sich nehmen (auf den Handrücken tropfen). Normalerweise ist die Übelkeit mit ein paar Tropfen, pur zu sich genommen, nach fünf Minuten verschwunden. Wenn nicht, wie folgt fortfahren.
- Zehn Minuten lang alle fünf Minuten einen Tropfen zu sich nehmen, bis die Übelkeit verflogen ist.
- Bei anhaltender Übelkeit mit einem Tropfen jede Stunde fortfahren. Man kann auch den Magen mit zwei bis drei Tropfen Pfefferminzöl einreiben.

Das tägliche ätherische Öle Ritual

Gehe nach dem *9-Punkte-Programm* nach Helmuth Matzner vor:

- **Zur Methylierung:** Je zehn Tropfen eines der Einser-Öle auf Fußsohlen (Rist und Knöcheln) auftragen. Die Wirkkräfte ätherischer Öle gehen in Minutenschnelle in den ganzen Körper, dorthin, wo sie gebraucht werden. Man nimmt Zitrone, Orange oder Zitronengras.

- **Zur Hormonunterstützung:** Je drei Tropfen eines der Zweier-Öle in die Armbeuge reiben, Salbei, Muskatellersalbei oder Fenchel.
- **Für das Gemüt:** Die „Seelenöle" wie Rose, Rosengeranie, Jasmin, Ylang Ylang auf das Herz reiben. Es hilft bei der Remythelierung, wenn du die Öle mit Dankbarkeit und Liebe aufträgst, also bewusst und mit der Intention, deinem Körper die Hilfen zu bieten, die er zum Gesundwerden braucht.
- **Für den besonderen Bedarf:** Die Vierer-, Fünfer- und Sechser-Öle sind Öle für besondere Anwendungen: Lavendelöl bei Strahlungsschäden, Balsamtanne für Stresssituationen, Fenchelöl für Magenprobleme.

Bei Strahlungsschäden

- **Vor und nach Strahlenbehandlungen** kann die betroffene Haut zum Schutz und zur Regeneration mit einem hautfreundlichen Öl wie Lavendel oder Myrrhe gepflegt werden. Bitte beachte: Bei offenen Wunden wird das ätherische Öle immer pur, also unverdünnt, aufgetragen (fettes Pflanzenöl brütet Bakterien); bei geschlossener Haut kann das ätherische Öl, besonders bei großflächiger Anwendung, mit reinem Pflanzenöl (z.B. Olivenöl) verwendet werden.
- **Beliebte ätherische Öle** zur Behandlung der Haut sind neben Lavendel und Myrrhe auch Immortelle (Helichrysum), Zistrose, Elemi, Narde, blaue Kamille, Karottensamenöl und Teebaumöl (Melaleuca).

- **Zum Strahlenschutz:** Um sich vor Strahlungsschäden etwas zu schützen, sollte man – wie auch bei der Verhütung von Sonnenbrand – rechtzeitig (wenn möglich schon drei Monate vorher) viele Carotinoide zu sich nehmen: Möhren, rote Beete, Chlorophyll in Form von grünen Gräsern (Gerstengras, Algen, Spirulina, Chlorella, die sogenannte Hippokrates-Nahrung).
- **Der Grund für den Schutz:** Die Carotinoide können sich mit den Molekülen der ätherischen Öle, wie Myrrhe oder Karottensamenöl, sowie mit anderen Proteinen (Aminosäuren) verbinden. Sie bilden Quervernetzungen und damit für Viren und Bakterien eine unüberwindbare Barrikade und einen guten Schutz vor UV-Strahlung.

Die Narbenbehandlung

- **Zur Behandlung von Narben** eignen sich die hautregenerierenden Öle wie Lavendel und Myrrhe hervorragend. Zwei- oder mehrmals täglich auf die Hautpartie, pur oder verdünnt, auftragen.
- **Das Lavendelöl** ist für seine hautregenerierenden Eigenschaften bei Wunden, Verbrennungen und Narben aller Art legendär.
- **Das Myrrheöl** war bereits „das" Schönheitsgeheimnis des Altertums. Es hat die Eigenschaft, die Zwischenräume der Membranproteine (tight junctions) zusammenzuziehen und zu schließen, wodurch keine Bakterien eindringen können und die Haut sich glättet und verjüngt.
- **Beliebte Öle für die Haut** sind Lavendel, Myrrhe, Immortelle (Helichrysum), Zistrose, Elemi, Narde, blaue Kamille und Teebaumöl (Melaleuca).

TIPP: Hautfreundliche ätherische Öle können pur aufgetragen, aber auch vermischt mit Aloe Vera Gel, Vitamin-E-Öl, Kakaobutter, Sheabutter, Wildrosenöl oder jedem anderen reinen Pflanzenöl verwendet werden.

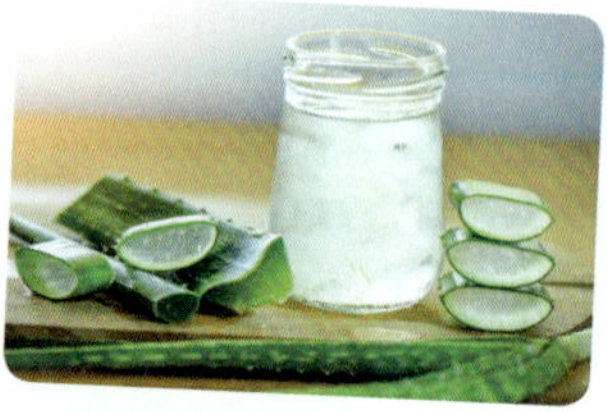

Seelische Wunden heilen

- **Weihrauch** hebt das gebrochene Herz himmelwärts, denn ätherische Öle sind Meister im Glätten von Sorgenfalten, beim Vertreiben von Ängsten und Heilen von seelischen Narben.
- **Rose, Rosengeranie, Jasmin oder Ylang Ylang** hellen das Gemüt auf und vermitteln mit ihren betörenden Düften Geborgenheit und Liebe.
- **Die Balsamtanne** beruhigt zutiefst und schenkt Frieden und Ruhe in dieser stressvollen Zeit der Unsicherheit, des Wartens und Heilens.
- Das Buch ***Duftmedizin der Liebe – „33 Seelenöle“ auf dem Weg zum Glück*** nimmt dich an der Hand und führt dich durch das Labyrinth des Lebens auf dem Weg zur Erfüllung deiner kühnsten Träume. Dieses Buch ist eine wunderbare Lektüre auf dem Weg durch die Krankheit, hin zur Heilung.

Die Müdigkeit vertreiben

- **Bei körperlicher Müdigkeit** und Energiemangel unterstützen ätherische Öle den Krebskranken. Pfefferminzöl belebt die Sinne! Einatmen, auf Stirn und Nacken reiben, im Raum vernebeln. Es eignen sich auch Zitronengras, Wacholder, Basilikum, Zitrone, Rosmarin, Muskatnuss und schwarzer Pfeffer.

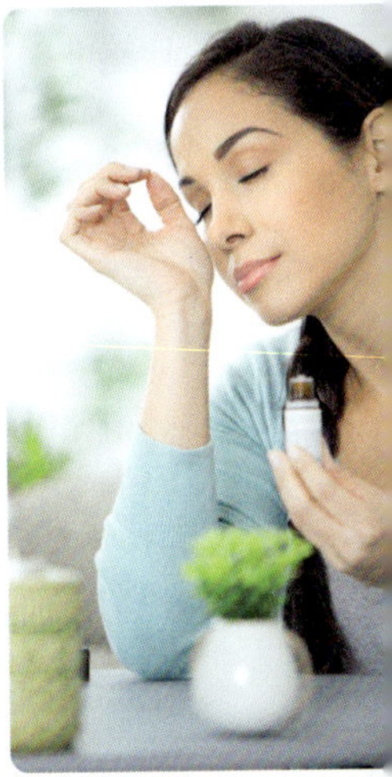

- **Bei emotionaler Müdigkeit** sind liebliche Blütendüfte und erdende Baumdüfte wahre Seelentröster, etwa Balsamtanne, Fichte, Weihrauch, Sandelholz oder Zypresse.
- **Bei mentaler Müdigkeit** eignen sich Schwarzer Pfeffer, Salbei, Pfefferminze und Muskatnuss.
- **Anwendung:** Bei Bedarf an dem Ölfläschchen riechen; einen Tropfen in einem Esslöffel guten Öls einnehmen; 50:50 mit reinem Pflanzenöl vermischen und auf die Halsbasis (unter der Kehle), auf Schläfen und Nacken auftragen und einreiben.

Zur intensiven Atmung

- **Das Ölfläschchen** öffnen und direkt daraus einatmen.
- **Einen Aroma-Diffuser** einschalten und intensiv vernebeln, oder den Diffuser über längere Zeit im Intervall für jeweils einige Minuten laufen lassen.
- **Zur Inhalation:** Einen leeren Inhalierstift besorgen, den Zellstoffeinsatz mit ätherischem Öl tränken, in den Applikator einsetzen und bei Bedarf anwenden.
- **Ätherische Öle für die Atmung** sind alle Eukalyptus-Arten sowie Pfefferminze, Thymian, Zitrone oder Lorbeer.

Entzündungsherde bekämpfen

- **Entzündungsherde entfernen**, das ist die erste therapeutische Maßnahme, denn Entzündungen sind die Ursache für fast alle Krankheiten. Wenn der freie Sauerstoff Elektronen aus den Epithelzellen und anderen Zellgeweben reißt, kommt es zu Verätzungen, wodurch Entzündungszustände bis hin zu **Krebs** entstehen können.
- **Beta-Glucane (Zunderschwamm)** essen, Alpha-Glucane (Stärke, Zucker, die OH-Gruppen und freien Sauerstoffräuber) meiden!
- **Entzündungshemmende ätherische Öle** sind Wintergrün, Copaiba, Weihrauch, Myrrhe oder Sandelholz.
- **Bei der oralen Einnahme** von ätherischen Ölen wie Dill, Fenchel, Zitrone, Koriander oder schwarzem Pfeffer wird ein Teil der Wirkstoffe im Magen-Darm-Trakt aufgenommen. Der größere Teil geht über die Mundschleimhäute in den Blutkreislauf, um die Zellen vor Ort zu unterstützen.

Zahnprobleme

- **Werden Zähne gezogen**, helfen Lavendel und Copaiba sowohl bei der bakteriellen Bekämpfung als auch bei der Heilung des Zahnfleisches.
- **Entzündungshemmende und schmerzlindernde Öle** wie Nelkenöl oder Salbeiöl könnten für empfindsame Menschen auf der Mundschleimhaut zu stark sein.
- **Milde ätherische Entzündungshemmer** sind Lavendel und Copaiba. Copaiba ist zwar das ätherische Öl mit der stärksten entzündungshemmenden Wirkung, zugleich ist es aber auch eines der mildesten Öle.

- **Zur Wundheilung** eignen sich neben Lavendel auch Immortelle und die Zistrose.

Ätherische Öle und die Ernährung

- **Duft und Geschmack:** Alles, was duftet und gut schmeckt, erhält seinen Duft und Geschmack von ätherischen Ölen. Verwende die aromatischen Küchenöle!
- **In der Rekonvaleszenz** nimm viel frisches oder leicht gedämpftes Gemüse zu dir. Meide alle Stärkeprodukte und Zucker „wie die Pest"!
- **Würze alle Speisen und Getränke** mit deinen Lieblings-Küchenölen: Schwarzer Pfeffer, Koriander, Zitrone, Ingwer, Fenchel, Mandarine, Thymian, Basilikum oder Majoran. Bringe Elektronen in die Zellen!
- **Das größte Gesundheitsgeschenk** der Natur sind die Heilpflanzen; und ätherische Öle sind die destillierten Heilkräfte der Pflanzen. Sie sind um ein Vielfaches stärker und wirkintensiver als frische oder getrocknete Kräuter.

Besondere Ernährungsregeln für Kranke

- **Alle Zucker- und Stärkeprodukte** werden rigoros abgesetzt und mit Gemüse, Fett und geeigneten Kohlenhydraten ersetzt. (Brot, Zucker, Milch und andere Sauerstofflieferanten kommen im *9-Punkte-Programm* nicht vor!)
- **Das heißt, zum Frühstück** kein Brot und Kaffee, sondern eher: Thunfisch mit Zitronenöl auf reichlich grünem Blattsalat; Amaranth mit gedünsteten Äpfeln und einem Tropfen Zimt- oder Nelkenöl (Amaranth ist kein Getreide); Lachs mit Zitronenöl und rotem Paprika; oder einen

grünen Smoothie aus Spinat und Kohl mit Limettenöl. Iss **elektronenreich!**

- **Krebspatienten** und alle Menschen profitieren von **antioxidativer Ernährung:** Antioxidatives Wasser (besonderer Wasserfilter), antioxidative Früchte wie Heidelbeeren, Himbeeren und ganz besonders chinesische Wolfsbeeren (Gojibeeren). Ein Likörglas des Ningxia Wolfsbeerensaftes enthält das Äquivalent einer großen Menge an Frischkost, so viel, dass man es an einem Tag niemals verzehren könnte. Es ist ratsam, einen hoch antioxidativen Saft wie den Ningxia Wolfsbeerensaft neben grüner Nahrung (Hippokrates-Nahrung) gegebenenfalls mit ins Krankenhaus zu nehmen, um der toten Krankenkost entgegenzuwirken.
- **Grüner Tee** mit der Epigallocatechingallatsäure, reich an Phenolen, gehört zur Gruppe der phenolreichen ätherischen Öle.

Rezepte aus der Arztpraxis

Hier sind – **ausschließlich zu Bildungszwecken** – einige Rezepte für spezifische Anwendungen angeführt, die aus dem Buch *Essential Oils Integrative Medical Guide* entnommen sind. Zu therapeutischen Zwecken werden ausschließlich **hochwirksame ätherische Öle** verwendet. (Öle von Minderqualität schaden statt nützen.) Bitte immer vor einer Selbstanwendung mit dem behandelnden Arzt Absprache halten.

Die therapeutische Anwendung erfolgt stets nach dem gleichen Schema. Ätherische Öle werden entweder eingeatmet, eingerieben oder eingenommen, manchmal auch als Zäpfchen oder mittels eines Tampons verwendet.

- **Aromatisch:** Einatmen!
- **Äußerlich:** Ein bis drei Tropfen mehrmals täglich unverdünnt oder 50:50 verdünnt mit reinem Pflanzenöl direkt auf die Stelle und/oder auf die Fußsohlen (Reflexzonen) auftragen und einreiben.
- **Innerlich:** Kapseln Größe 00 nach Anweisung des behandelnden Therapeuten einnehmen. (Man befüllt die Kapsel mit ein paar Tropfen eines ätherischen Öls und füllt mit reinem Pflanzenöl auf.)
- **Zäpfchen:** Nach Anweisung des behandelnden Therapeuten (dreimal wöchentlich in einer 20:80 Verdünnung mit Pflanzenöl, also stark verdünnt) rektal verwenden. Dafür kann man Kapseln nutzen oder sich Zäpfchen mit viel Kokosfett und ein wenig von den Ölen selbst herstellen.

Gehirntumor

Ätherische Öle: Weihrauch, Zitrone, Orange, Mandarine, Nelke

- **Anwendung:** Äußerlich und innerlich
- **Weihrauch** DIREKT einatmen, mehrmals täglich; Weihrauch auf Gehirnstamm und Halsschlagadern massieren; einen Tropfen Weihrauch mit dem Daumen auf den Gaumen (Dach des Mundes) und mit dem Finger auf die Innenseite der Wangen auftragen.
- **Mischung für Gehirntumor:** Fünfzehn Tropfen **Weihrauch** und sechs Tropfen **Nelke** in einem Esslöffel reinem Pflanzenöls mehrmals täglich auf den Gehirnstamm

(Wirbelsäule und Schädelbasis), auf die Schläfen, hinter die Ohren, auf Stirn und Krone (Mitte des Kopfes) auftragen.

- **In den Aroma-Diffuser** zehn Tropfen Weihrauch und einen Tropfen Nelke geben und drei Mal täglich mindestens fünfzehn Minuten lang tief einatmen. Bei Kopfschmerzen oder Übelkeit reduziert man, damit es erträglich ist, aber man hört damit nicht auf.

Knochenkrebs

Ätherische Öle: Weihrauch, Zitrone, Orange, Mandarine, Nelke

- **Anwendung:** Äußerlich auf die Stelle und auf die Wirbelsäule auftragen. Innerlich in Kapseln oder Reismilch einnehmen.
- **Mischung für Knochenkrebs:** Fünfzehn Tropfen Weihrauch, sechs Tropfen Nelke, einen Esslöffel Pflanzenöl. Von dieser Mischung werden mehrmals täglich vier bis sechs Tropfen auf die Stelle aufgetragen.

Brustkrebs

Ätherische Öle: Sandelholz, Myrte, Lavendel, Nelke, Zitrone, Orange, Mandarine, Weihrauch, Myrrhe

- **Anwendung:** Äußerlich vier bis zehn Tropfen auf die Stelle und auf die Fußsohlen auftragen. Innerlich in Kapsel oder Reismilch einnehmen.
- **Massage:** Ein bis drei Tropfen Weihrauch auf die Brust auftragen und in die Reflexzone (Oberseite des Fußes an der Basis der Mittelzehe) eine Zeit lang einmassieren.

- **Brustkrebs-Rezept:** Nacheinander auf die Stelle fünfzehn Tropfen Weihrauch, zehn Tropfen Lavendel und drei Tropfen Nelke auftragen. Täglich vier Tage lang einmassieren, dann vier Tage aussetzen. Bei Bedarf wiederholen.
- **Innerliche Einnahme:** Sechs Tropfen Weihrauch (Lebensmittelqualität) und drei Tropfen Nelke in eine 00 Kapsel geben, mit Pflanzenöl auffüllen und täglich einnehmen.
- **Weihrauchöl täglich** mehrmals fünfzehn Minuten lang vernebeln.

TIPP: Äußerlich aufgetragenes natürliches Progesteron (20 mg pro Tag) kann das Risiko, Brustkrebs zu bekommen, dramatisch verringern.

Gebärmutterhalskrebs

Ätherische Öle: Thymian (*Thymus vulgaris CT linalol*), Galbanum, Patschuli, Sandelholz, Douglasie, Ysop, Muskatnuss, Salbei

- **Anwendung:** Innerlich eine Kapsel bis zu viermal täglich; Retention: Tampon dreimal pro Woche.

TIPP: Die Verwendung einer äußerlich aufgetragenen natürlichen Progesteron-Creme kann das Gebärmutterhals-Krebsrisiko dramatisch verringern, besonders bei Frauen in der Postmenopause. Wissenschaftliche Studien belegen, dass einige ätherische Öle das Tumorwachstum signifikant hemmen können, während sie normale Zellen unversehrt lassen.

Darmkrebs

Ätherische Öle: Nelke, Weihrauch, Ledum, Orange, Lavendel

- **Anwendung:** Innerlich 00 Kapsel oder Reismilch mehrmals täglich

TIPP: Um die Arbeit der ätherischen Öle bei Darmkrebs zu steigern, ist ein starkes Reinigungs- und Fastenprogramm angeraten. Halte dich streng an das **9-Punkte-Programm** für diese und für jede Krankheit!

Leberkrebs

Ätherische Öle: Weihrauch, Lavendel, Zitrone, Orange, Mandarine, Thymian (*Thymus vulgaris CT thymol*)

- **Anwendung:** Äußerlich: Unverdünnt oder 50:50 verdünnt, zwei bis sechs Tropfen über den Leberbereich mehrmals täglich auftragen; jede Nacht eine warme Kompresse auflegen; einige Tropfen über die Leberpunkte der Fußreflexzonen massieren. Innerlich: Kapsel.
- **Leberkrebs-Mischung:** 30 Tr. Weihrauch, 20 Tr. Lavendel, 10 Tr. Tsuga, 10 Tr. Ledum, 4 Esslöffel Rizinusöl; von dieser Mischung 20-30 Tropfen über den Leberbereich auftragen, ein warmes, feuchtes Handtuch darauflegen und die Kompresse über Nacht (fünfmal die Woche) anlegen. Zusätzlich eine Kapsel mehrmals täglich einnehmen.

TIPP: Die Reinigung ist sehr wichtig, weil ein optimales Funktionieren der Leber notwendig ist, um den Körper von Giften zu befreien. Aber nicht nur die Umweltgifte sind damit gemeint, sondern auch Ärger und Hass werden in der Leber gespeichert und verursachen extreme Toxizität, die schließlich Krankheit auslöst.

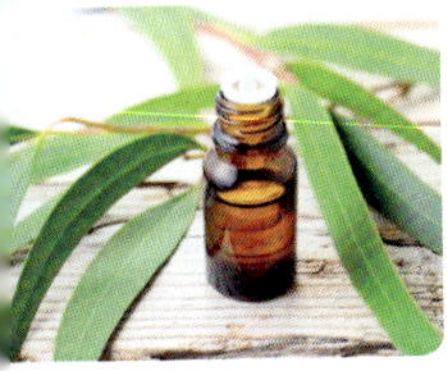

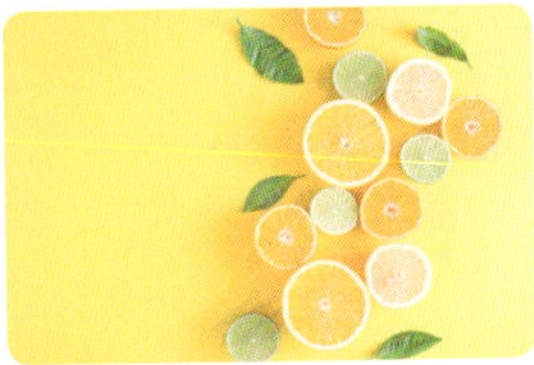

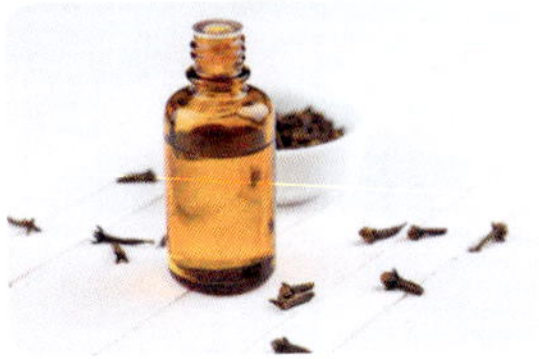

Lungenkrebs:

Ätherische Öle: Ledum, Orange, Weihrauch, Balsamtanne, Eukalyptus

- **Anwendung:** Äußerlich: Aroma-Diffuser, fünfzehn Minuten mehrmals täglich einschalten. Innerlich eine 00 Kapsel nach Bedarf; Zäpfchen nachts.

Lungenmischung 1:

- 4 Tr. Weihrauch
- 3 Tr. Salbei
- 3 Tr. Myrrhe
- 3 Tr. Nelke
- 2 Tr. Ravensara
- 2 Tr. Ysop

Lungenmischung 2:

- 6 Tr. Eukalyptus
- 5 Tr. Nelke
- 4 Tr. Myrrhe
- 5 Tr. Weihrauch
- 2 Tr. Salbei

Lymphom (Krebs der Lymphknoten)

Ätherische Öle: Weihrauch, Myrrhe, Nelke, Salbei

- **Anwendung:** Äußerlich: Unverdünnt oder 50:50 verdünnt, täglich zwei bis vier Tropfen auf die geschwollenen Lymphknoten und mehrmals am Tag (zwei- bis dreimal) auf die Wirbelsäule auftragen. Eine Körpermassage mit diesen Ölen zwei- bis dreimal wöchentlich ist angeraten. Zäpfchen nachts (bringt raschere Erfolge als die äußerliche Anwendung allein).

Lymphom-Mischung:

- 15 Tr. Weihrauch
- 6 Tr. Nelke

Melanom (Hautkrebs):

Ätherische Öle: Weihrauch, Orange, Lavendel, Rainfarn (Tansy), Teebaum

- **Anwendung:** Äußerlich: Unverdünnt mehrmals täglich zwei bis sechs Tropfen auf die Stelle auftragen. Innerlich: Kapsel oder Reismilch

Ein einfaches Anti-Hautkrebs-Rezept:

- 12 Tr. Weihrauch
- 5 Tr. Lavendel
- 6 Tr. Immortelle

- **Anwendung:**
- **Äußerlich:** Ein bis drei Tropfen mehrmals täglich unver-

dünnt oder 50:50 verdünnt mit reinem Pflanzenöl direkt auf den Hautkrebs oder die Krebsknoten auftragen. Auf die Fußsohlen (Reflexzonen) reiben.

- **Innerlich:** Kapseln Größe 00 nach Anweisung des behandelnden Therapeuten einnehmen (wenn Öle in Nahrungsmittelqualität vorhanden sind).
- **Zäpfchen:** Dreimal wöchentlich in einer 20:80 Verdünnung verwenden, also stark verdünnt mit Pflanzenöl.

Eierstockkrebs:

Ätherische Öle: Zitrone, Orange, Mandarine, Weihrauch, Myrrhe, Geranium

- **Anwendung:** Äußerlich: Unverdünnt drei bis fünf Tropfen auf die Wirbelsäule in Aufwärtsbewegungen einmassieren sowie auf die Füße, unter den Nabel und am Hals auftragen. Innerlich: Kapsel oder Reismilch; Tampon über Nacht.

Ölmischung bei Eierstockkrebs:

- 15 Tr. Weihrauch
- 5 Tr. Myrrhe
- 6 Tr. Geranie
- 1 EL Olivenöl

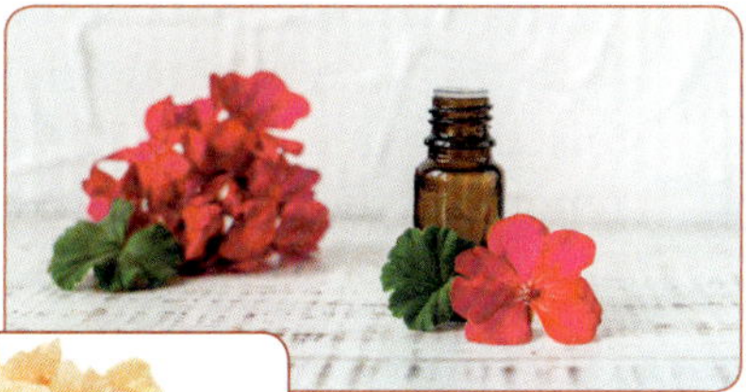

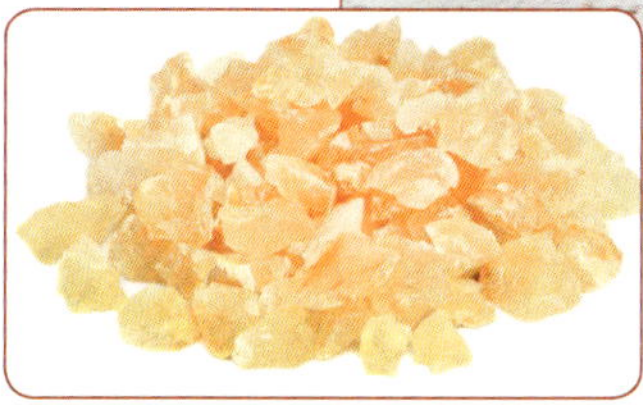

Prostatakrebs:

Ätherische Öle: Ledum, Weihrauch, Myrrhe, Orange, Balsamtanne, Kümmel

- **Anwendung:** 50:50 Verdünnung, ein bis drei Tropfen zwischen Rektum und Skrotum, mehrmals täglich. Innerlich: Kapsel oder Reismilch; Zäpfchen nachts.

Das folgende Prostatakrebs-Protokoll verminderte den PSA-Wert um 70% in zwei Monaten:

- 10 Tr. Weihrauch
- 5 Tr. Myrrhe
- 3 Tr. Salbei

- **Anwendung dieser Mischung:**

1. Man mischt die oben angegebenen Öle mit einem Esslöffel Olivenöl für die rektale Anwendung über Nacht.
2. Man massiert ein bis drei Tropfen unverdünnt auf die Fußreflexzonen (Knöchel beider Füße).
3. Man trägt zweimal täglich zwei bis vier Tropfen der Ölmischung in einer 50:50 Verdünnung mit reinem Pflanzenöl äußerlich zwischen Rektum und Skrotum auf.

TIPP: Prostatakrebs kann testosteronabhängig sein, daher sollte man möglichst die Einnahme von Mitteln vermeiden, die den Testosteronspiegel reaktivieren, wie DHEA oder Androstendion (Steroidhormon).

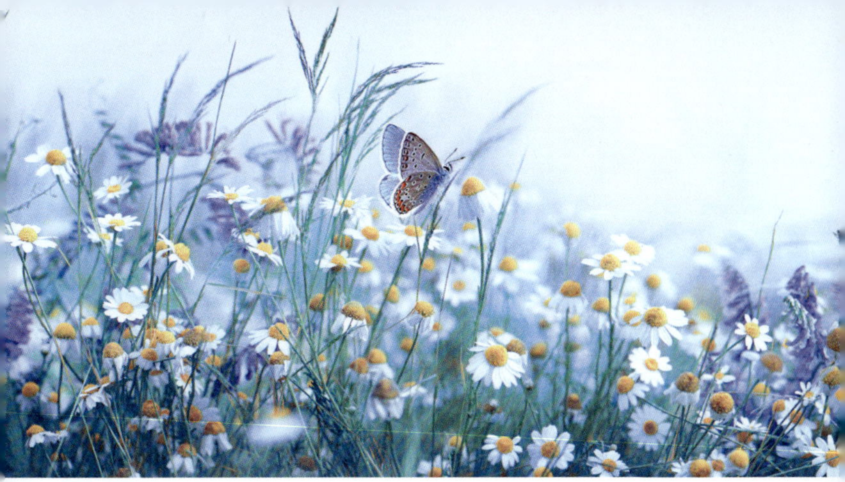

Sollte deine Krebsart hier nicht aufgelistet sein, erinnere dich, dass Zitrusöle, reich an Limonen, wie Zitrone, Orange und Mandarine, sowie Balsamtanne in Studien starke antikanzerogene Wirkungen gezeigt haben. Folge deiner Intuition und beachte den Hinweis zu Beginn dieses Kapitels: Sprich mit deinem behandelnden Arzt, bevor du eine Selbstbehandlung beginnst. Halte dich an das *9-Punkte-Programm*, das in jedem Fall deine Erste Hilfe ist.

„Der Göttliche Geist hat es an sich, genau das zu tun, was für jeden Betroffenen im Moment richtig ist."

Harold Klemp, Die Sprache der Seele

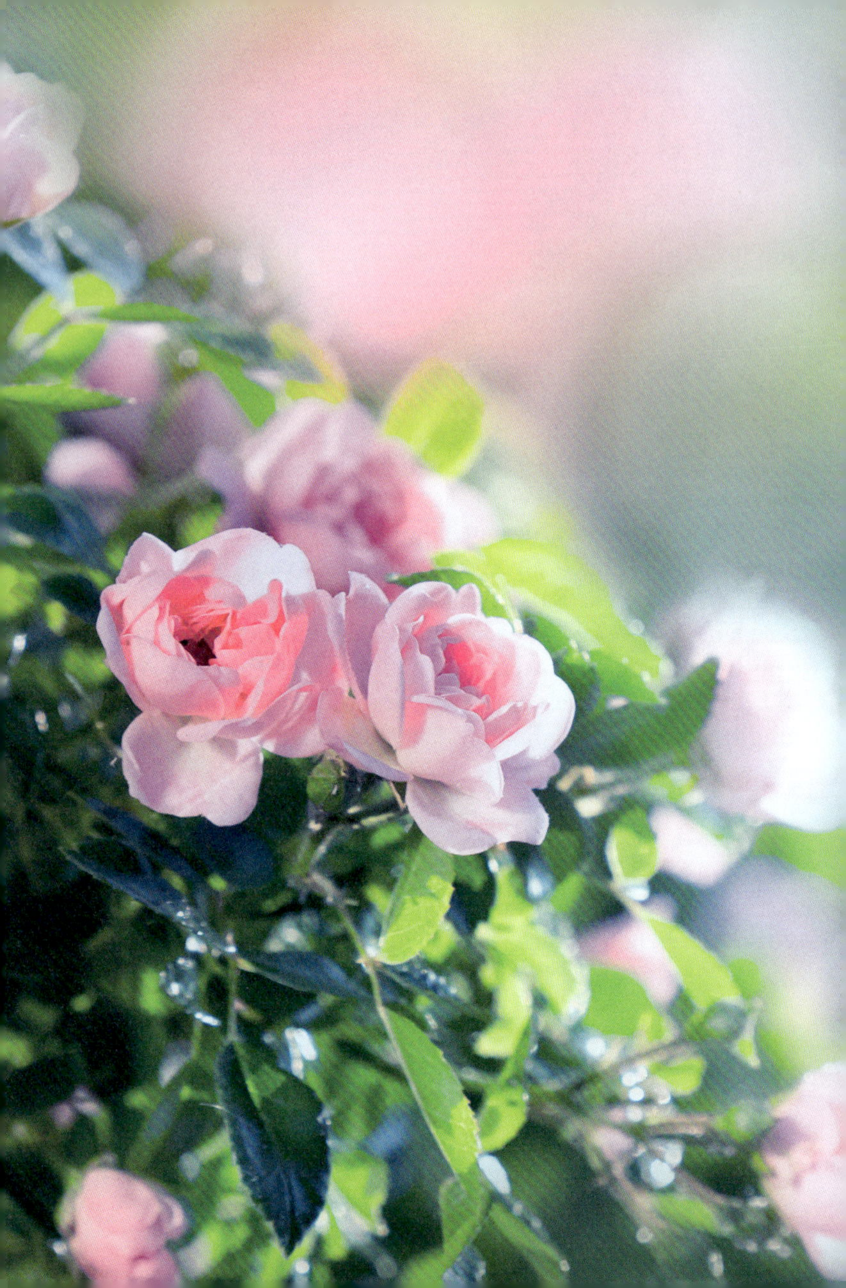

Das Leben als Erfahrung

Ein Wanderer zwischen den Welten

Als *unendlicher, ewiger Geist, ein Funke göttlicher Liebe*, sind wir ein Wanderer zwischen den Welten von Materie und Unendlichkeit. Wir haben die Schwelle in andere Dimensionen wohl schon oftmals überschritten. Der Schlaf, der kleine Bruder des Todes, lehrt es uns täglich. Er bringt uns regelmäßig in das unbekannte Land der Träume, in ferne Bewusstseinszustände, die aus dem goldenen Faden des Lebens gewoben sind.

Rosendüfte verschmelzen mit unseren Träumen und werben um unsere Liebe.

Dieser Prozess des Kommens und Gehens ist uns zwar wohlbekannt, aber durch gütige Vorsehung, um uns nicht zu beunruhigen, in Nebelschleier gehüllt. Wir haben oft vergessen, dass unser letztes Ziel die ewige Heimat und diese materielle Welt in all ihren schillernden Farben nur eine graue Zwischenstation ist.

Der lockende Duft des heiligen Weihrauchs erzählt davon.

Vielleicht hast du Angst bei dem Gedanken, die Welt infolge dieser Krankheit verlassen zu müssen. Du hältst krampfhaft am Leben fest. Szenen aus glücklichen Tagen und Bilder der Angst und Verzweiflung mögen über den Bildschirm deiner

Erinnerungen huschen. Es gäbe noch so viel zu tun, noch so viel zu sagen. An der Schwelle des Todes bist du vielleicht traurig darüber, dass die Erinnerung an dich in das dunkle Vergessen der ewigen Nacht zurücksinkt und die Nachwelt dein Andenken für immer begräbt.

Doch die Düfte der Tannenwälder und die blühenden Kamillenwiesen werden auf ewig dein Lied singen.

„Es gibt keine Last, die zu groß ist für Gott.
Nimm, was immer ES gibt,
mit der vollsten Anmut deines Herzens, und gib dich niemals dem Gefühl hin, dass du ohne ES bist. Gottes Gnade und Barmherzigkeit wird über dich ausgegossen,
jeden Augenblick, Tag und Nacht."

Paul Twitchell, Der Fremde am Fluss

Der unendliche Geist hat grenzenloses freies Potenzial

Als Geist sind wir unendlich, ewig und verfügen über ein grenzenloses Potenzial. Es liegt an uns, die Schätze des Lebens zu heben – oder uns von äußeren Umständen leiten zu lassen.

Die Schätze des Lebens sind unsere Liebe, die das Herz warm und glücklich macht. Sie fließt hinaus in die Welt, um unsere Liebsten zu berühren und der ganzen Welt Wohlwollen und Glück zu wünschen. Aber auch wir selbst und unser Körper gehören zu den Schätzen, die uns anvertraut sind. Vor allem müssen wir die Funktionsweise unseres Körpers studieren, um ihm gerecht zu werden und neue Erkenntnisse konsequent umsetzen.

Sonst werden wir von den Meinungen anderer getrieben. Wir hängen an den Worten des Arztes wie an einem rettenden Strohhalm und hoffen auf Erlösung von außen, nur um zu hören: „Da können wir nichts mehr machen.“ Wir laufen von Therapeut zu Therapeut, um doch noch den rettenden Anker zu werfen. Vergebens.

Deine Gesundheit liegt in deiner eigenen Hand. Dieser Ratgeber hat dir einen Aktionsplan für Gesundheit an die Hand gegeben. Wirst du ihn beherzigen? Es liegt an dir. Tausende Menschen vor dir haben dem *9-Punkte-Programm* vertraut und sind jetzt „krebsfrei“ und kerngesund.

Kein Mensch, der in diesem materiellen Universum lebt,
kann die Gesetze dieser Welt missachten
und erwarten, eine gute Gesundheit zu haben.

Paul Twitchell, Kräuter – Die magischen Heiler

Liebe heilt …

Wenn Gott dich ansieht, erblickt Er sich selbst in dir. Du bist ein Abbild göttlicher Liebe. Du BIST *Seele*, dieser *ewig strahlende Funke Gottes*, der niemals sterben kann. Der Himmel hält seine schützende Hand über dich, wohl wissend, dass du etwas zu lernen hast. Alle Hilfsmittel sind dir an die Hand gegeben, aber du musst sie zuerst erkennen, dann annehmen und zuletzt anwenden. Folge dem *9-Punkte* Anti-Krebs-Programm in diesem Buch. Finde die Blockade, die deine Zellen niederdrückt. Lasse die ätherischen Öle dir dabei helfen, Freude, Elektronenkraft und eine hohe Schwingungsbreite in dein Leben zu bringen, die deine Zellen wieder singen und tanzen lassen.

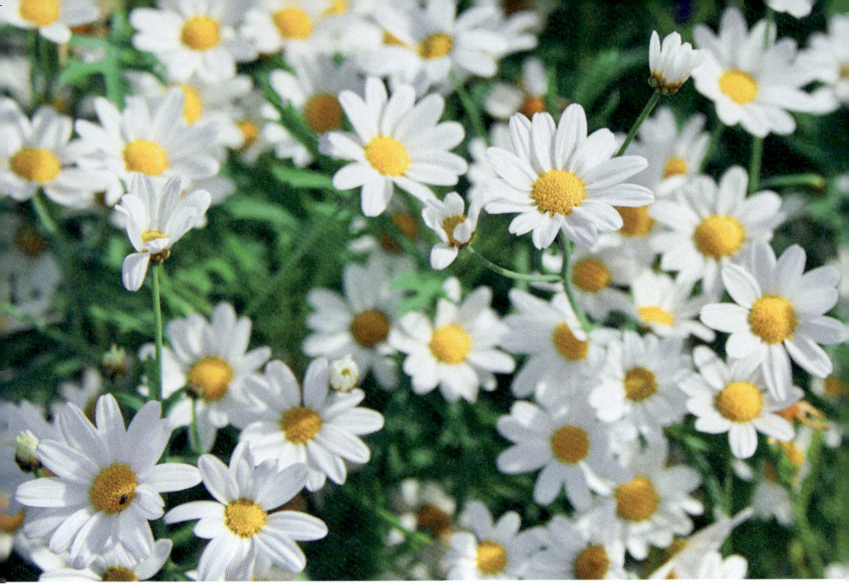

Lasse **Liebe** in dein Herz ein. Sie ist die höchste aller Schwingungen, die wir unseren Zellen schenken können. Jedes Atom lebt nach dem ewigen *Gesetz der Liebe* und will dich zurück in die Gesundheit bringen. Es wird von derselben göttlichen Kraft bewegt, die auch dich liebevoll durch das Labyrinth des Lebens in die Freiheit führt.

„Erst wenn Gottes Liebe in das Herz eintritt, kann sich etwas zum Besseren wenden."

Harold Klemp, Das lebendige Wort, Buch 2

Mit meinen besten Wünschen,
Deine Maria

Anhang

Richtlinien zur sicheren Anwendung ätherischer Öle

Ätherische Öle und die Haut

Bei der Verwendung ätherischer Öle sollte immer eine Flasche mit reinem Pflanzenöl griffbereit sein. Bei Hautirritationen können somit sofort die ätherischen Öle mit Pflanzenöl verdünnt und gemildert werden. Im Notfall verwendet man Speiseöl aus der Küche.

Es genügen ein bis zwei Tropfen eines ätherischen Öls für eine Anwendung. Je mehr es verdünnt wird, desto milder und für die empfindliche Haut verträglicher ist es. Man vermeidet das direkte Auftragen sogenannter 'heißer' Öle wie Oregano, Zimt und Nelke auf die Haut oder verdünnt diese Öle besonders stark.

Richtlinien zur Verdünnung ätherischer Öle für Babys, Kinder und empfindliche Personen			
Milliliter		Esslöffel	
0,5%	3 Tropfen ÄÖ per 30 ml Pflanzenöl	0,5%	1 ½ Tropfen ÄÖ per EL Pflanzenöl
1%	6 Tropfen ÄÖ per 30 ml Pflanzenöl	1%	3 Tropfen ÄÖ per EL Pflanzenöl

Wie bekommt man einen halben Tropfen ätherisches Öl? Man steckt einen Zahnstocher in das Ölfläschchen und rührt ihn in das reine Pflanzenöl oder in Speisen ein.

Augen und Ohren schützen

Man vermeidet den Kontakt mit Augen oder empfindlichen Hautstellen. Wenn ein ätherisches Öl in die Augen gelangt, sollte es nicht mit Wasser, sondern mit reinem Pflanzenöl behandelt werden. Ätherische Öle werden nicht direkt in den Ohrkanal gegeben.

Auf Allergieanfälligkeit testen

Bei Neigung zu allergischen Reaktionen sollte man immer zuerst eine geringe Menge eines ätherischen Öls an der Innenseite des Unterarmes oder in der Armbeuge austesten, bevor die Öle auf andere Körperstellen großflächig aufgetragen werden.

Die sicherste Anwendung: Fußsohlen

Die Fußsohlen sind eine der sichersten und effektivsten Körperstellen, an denen Öle aufgetragen werden können. Wenn man nicht weiß, wo ein ätherisches Öl angewandt werden soll, dann bieten sich immer die Fußsohlen an. Das Öl, auf die Fußsohlen aufgetragen, geht direkt über die Blutbahn zu der Stelle im Körper, wo es gebraucht wird.

Direkte Sonnenbestrahlung und Zitrusöle

Zitrone, Bergamotte, Limette und andere Zitrusöle können eine Hautreaktion oder Pigmentierung hervorrufen, wenn die Haut nach dem Auftragen dieser ätherischen Öle dem Sonnenlicht oder UV-Bestrahlung ausgesetzt wird. Daher sollte man die Haut mindestens 24 Stunden lang nach dem Auftragen eines Zitrusöls vor direkter Bestrahlung schützen. Um Zitrusöle dennoch zu nützen, könnte man sie auf die Fußsohlen auftragen.

Photosensitive ätherische Öle:		
Angelika	Bergamotte	Bitterorange
Grapefruit	Limette	Zitrone
Petitgrain	Raute	Kümmel

Kinder und ätherische Öle

Man bewahrt ätherische Öle außerhalb der Reichweite von Kindern auf. Obwohl und weil Kinder ätherische Öle lieben, sollten wir bei der Anwendung besondere Aufmerksamkeit walten lassen. Für Kinder sollten ätherische Öle immer mit reinem Pflanzenöl stark verdünnt werden. Öle, die einen hohen Mentholgehalt aufweisen, wie etwa Pfefferminze, dürfen bei Kindern unter sieben Jahren nicht im Halsbereich angewendet werden, damit es nicht zu Atemnot kommt. Besonders milde Öle für Kinder sind Teebaum und Elemi. Mandarine ist ein Öl, das Kinder absolut lieben.

In der Schwangerschaft

Frauen, die ätherische Öle gerade erst kennenlernen, sollten während der Schwangerschaft keine Experimente mit ätherischen Ölen machen. **Ätherische Öle wirken mitunter stark reinigend, eine Eigenschaft, die man während einer Schwangerschaft nicht unbedingt wünscht.** Außerdem besitzen sie eine hormonähnliche Wirkung, unter anderem Muskatellersalbei, Salbei, Rainfarn, Wacholder und Fenchel.

In der Schwangerschaft sollte man prinzipiell immer vor der Anwendung ätherischer Öle mit dem behandelnden Arzt sprechen.

Körperliche Beschwerden

Bei Krampfanfällen, Epilepsie und hohem Blutdruck sollte man vor der Anwendung ätherischer Öle immer mit dem behandelnden Arzt sprechen. **Ysop**, **Fenchel**, **Rainfarn** oder **Salbei** sollten dann **nicht** verwendet werden.

Ein Emulgator für ätherische Öle

Ätherische Öle sollten nicht unverdünnt direkt ins Badewasser gegeben, sondern immer vorher mit einem natürlichen Badegel, mit Salz, Honig oder Sahne zum Emulgieren vermischt und so verwendet werden. Dabei setzt man das ätherische Öl erst kurz vor dem Baden dem Badewasser zu, damit durch die Wärme das ätherische Öl seine volle Wirkung entfalten kann und nicht vorzeitig verdampft. Das Emulgieren ist deshalb notwendig, weil sich die ätherischen Öle mit Wasser nicht verbinden und deshalb an der Oberfläche schwimmen.

Ätherische Öle und unsere Haustiere

Mensch, Tier und Pflanze sind „aus demselben Stoff" gemacht. Daher profitieren auch Haustiere von ätherischen Ölen. Weil Tiere einen viel ausgeprägteren Geruchssinn haben, müssen ätherische Öle je nach Größe des Tieres extrem stark verdünnt werden. Synthetisches Teebaumöl kann für Katzen tödlich sein. Daher achte man unbedingt auf die Qualität der verwendeten Öle.

Aufbewahrung ätherischer Öle

Die Öle werden immer fest verschlossen und lichtgeschützt in dunklen Glasfläschchen bei Zimmertemperatur aufbewahrt.

So können ätherische Öle ihre Kraft über viele Jahre bewahren. Wurde ein Ölfläschchen einmal im heißen Auto vergessen, sollte es nicht geöffnet werden. Die kostbaren Lebensessenzen würden sich dadurch verflüchtigen. Man lässt es vor dem Öffnen auf Raumtemperatur abkühlen.

Während dampfdestillierte Öle nahezu unbegrenzt haltbar sind, haben Ölmischungen mit einem Pflanzenölanteil eine kürzere Lebensdauer, obwohl die ätherischen Öle die Lebensdauer des Pflanzenöls stark verlängern. Kalt-gepresste Zitrusöle sind nach dem Öffnen des Fläschchens etwa ein Jahr lang haltbar und werden dann ranzig.

Wichtig ist die Qualität ätherischer Öle

ACHTUNG: Es gibt viele ätherische Öle am Markt. Manche sind gesundheitsschädigend, weil sie mit synthetischen Zusätzen verfälscht oder gar 100% synthetisch hergestellt werden. Manche sind wohlmeinend destilliert, operieren aber ohne den wissenschaftlichen Hintergrund und die notwendigen Analysen, die chemische Rückstände im fertigen Öl aufdecken würden. Daher sind diese ätherischen Öle für den bewussten Öle-Anwender wertlos. Suche nach ätherischen Ölen, die **nach dem höchsten Standard** hergestellt und die **„Natur pur“** sind! Im Zweifelsfall frage nach.

Über die Autorin

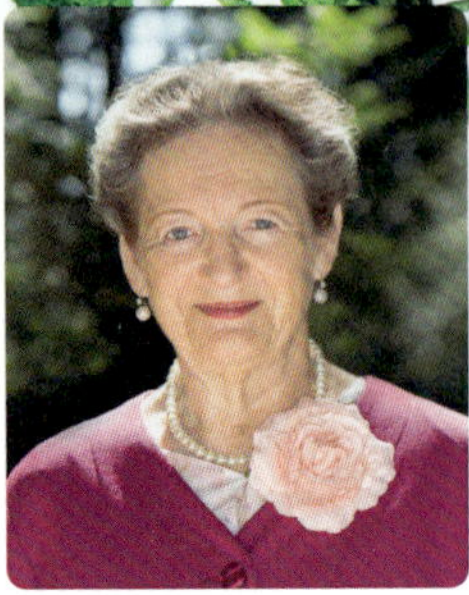

Maria L. Schasteen ist ärztlich geprüfte Aromapraktikerin, Gründerin der Firma Secrets of Nature und Autorin der Bestseller-Bücherreihe *Duftmedizin*. Seit 1996 teilt sie ihre Erfahrungen mit ätherischen Ölen. Die duftenden Essenzen zum Wohle der Menschheit einzusetzen und das Wissen um die Heilkraft der ätherischen Öle weiterzugeben, ist ihr ein Herzensanliegen.

Kontakt: **www.mariaschasteen.com**

Bezugsquellen:

www.secretsofnature.org/bezugsquellen

Interessante Links:

www.helmuthmatzner.com (Forscher, Autor, Vortragender)
www.pro-vita-oleum.de (Bücher – Onlineshop)

Literaturverzeichnis:

Das Wirkkochbuch, Leo Pruimboom

Der Schlüssel zur Selbstbefreiung, Christiane Beerlandt, 2014

Essential Oils Integrative Medical Guide, Gary Young, 2003

Kräuter, die magischen Heiler, Paul Twitchell

Krebszellen mögen keine Himbeeren, Richard Béliveau

One Spirit Medizin, Alberto Viloldo

Rohgenuss – Jeder Tag ein Fest, Michaela Russmann, www.rohgenuss.at

The Only Answer to Cancer, Dr. Leonard Coldwell

Anmerkungen

1 Wunder in deinem Leben - https://youtu.be/C-tzPycyXao
2 https://news.rub.de/presseinformationen/wissenschaft/2018-07-16-biologie-duftrezeptoren-koennen-viel-mehr-als-nur-riechen
3 https://pubmed.ncbi.nlm.nih.gov/32115964/
4 https://pubmed.ncbi.nlm.nih.gov/?term=thyme+cancer
5 https://pubmed.ncbi.nlm.nih.gov/31476706/
6 https://pubmed.ncbi.nlm.nih.gov/?term=lavender+cancer
7 https://pubmed.ncbi.nlm.nih.gov/29115548/
8 https://pubmed.ncbi.nlm.nih.gov/19296830/
9 https://pubmed.ncbi.nlm.nih.gov/?term=frankincense+cancer
10 https://pubmed.ncbi.nlm.nih.gov/30466983/
11 https://pubmed.ncbi.nlm.nih.gov/?term=citrus+peel+cancer
12 https://pubmed.ncbi.nlm.nih.gov/31903949/
13 https://pubmed.ncbi.nlm.nih.gov/?term=oregano+cancer
14 https://pubmed.ncbi.nlm.nih.gov/32364228/
15 https://pubmed.ncbi.nlm.nih.gov/?term=myrrh+cancer
16 https://pubmed.ncbi.nlm.nih.gov/33118401/
17 https://pubmed.ncbi.nlm.nih.gov/?term=peppermint+cancer
18 https://pubmed.ncbi.nlm.nih.gov/29568932/
19 https://pubmed.ncbi.nlm.nih.gov/?term=lemongrass+cancer
20 https://pubmed.ncbi.nlm.nih.gov/32420353/
21 https://pubmed.ncbi.nlm.nih.gov/23843810/
22 https://pubmed.ncbi.nlm.nih.gov/15529323/
23 https://pubmed.ncbi.nlm.nih.gov/?term=spearmint+cancer
24 https://pubmed.ncbi.nlm.nih.gov/31496696/
25 https://pubmed.ncbi.nlm.nih.gov/?term=clove+oil+cancer
26 https://pubmed.ncbi.nlm.nih.gov/32228495/
27 https://pubmed.ncbi.nlm.nih.gov/?term=cinnamon+oil+cancer
28 https://pubmed.ncbi.nlm.nih.gov/22571975/
29 https://pubmed.ncbi.nlm.nih.gov/26026073/
30 https://pubmed.ncbi.nlm.nih.gov/21196411/
31 https://pubmed.ncbi.nlm.nih.gov/28930259/
32 https://pubmed.ncbi.nlm.nih.gov/?term=sandalwood+oil+cancer
33 https://pubmed.ncbi.nlm.nih.gov/15142347/
34 https://pubmed.ncbi.nlm.nih.gov/?term=melissa+oil+cancer
35 Amazon Sofort Ratgeber: *Ätherische Öle sind geniale Elektronenspender. Fast jede Krankheit ist ein akuter Elektronenmangel. Das 9-Punkte Programm nach Helmuth Matzner, Maria Schasteen.*
36 https://www.pharmazeutische-zeitung.de/ausgabe-062012/vitamin-d-das-hormon-der-streithaehne

Weitere Bücher von Maria L. Schasteen

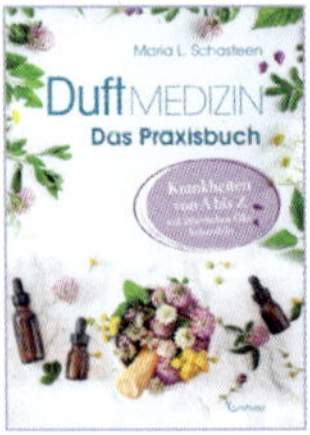

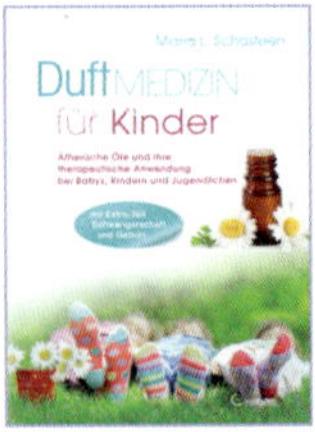

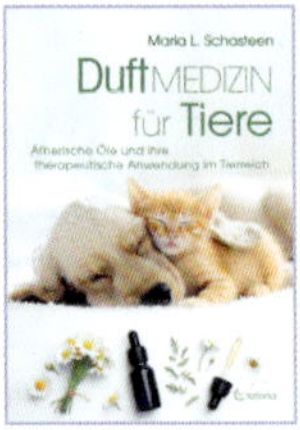

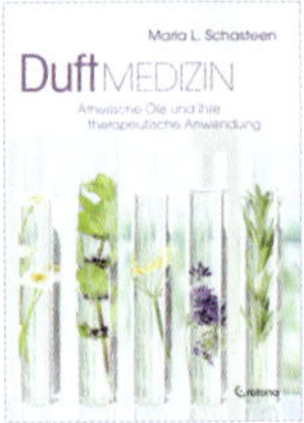

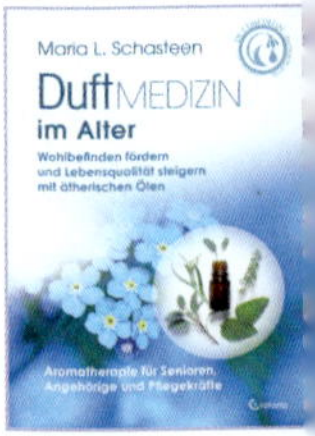

Duftmedizin – Das Praxisbuch
Flexibroschur, ISBN 978-3-86191-259-0

Duftmedizin für Kinder
Ätherische Öle und ihre therapeutische Anwendung
bei Babys, Kindern und Jugendlichen
Flexibroschur, ISBN 978-3-86191-085-5

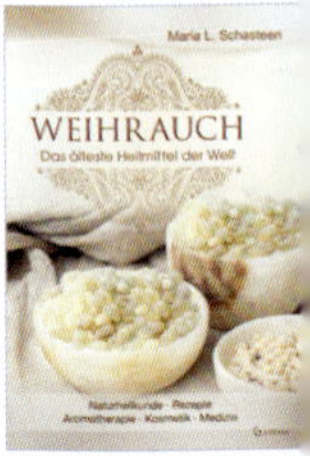

Duftmedizin für Tiere – Ätherische Öle und ihre Anwendung
im Tierreich, Flexibroschur, ISBN 978-3-86191-079-4

Duftmedizin, Flexibroschur, ISBN 978-3-86191-074-9

Duftmedizin im Alter, Flexibroschur, ISBN 978-3-86191-303-0

Weihrauch – Das älteste Heilmittel der Welt
Flexibroschur, ISBN 978-3-86191-107-4

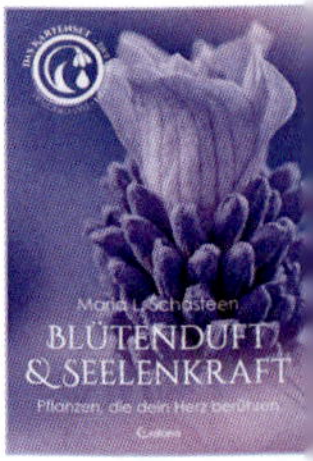

Blütenduft und Seelenkraft, ISBN 978-3-86191-311-5

Gary Young – Der Pionier der modernen Aromatherapie
Broschur, ISBN 978-3-86191-109-8

Duftmedizin für Frauen, Flexibroschur, ISBN 978-3-86191-298-9

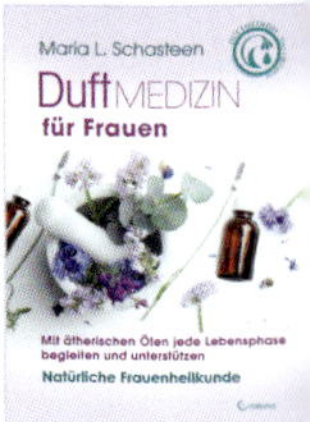

Erkältung – Mit Duftmedizin vorbeugen und schützen
ISBN 978-3-86191-114-2

Abnehmen – Mit Duftmedizin zum Wohlfühlgewicht
ISBN 978-3-86191-115-9

Schlafstörungen – Besser schlafen und erholt aufwachen mit Duftmedizin, ISBN 978-3-86191-135-7

Schmerzen – Mit Duftmedizin auf sanfte Weise lindern, ISBN 978-3-86191-226-2

Depressionen – Hilfe zur Selbsthilfe, ISBN 978-3-86191-231-6

Duftmedizin mit Zitrone, ISBN 978-3-86191-281-1

Kleine Hausapotheke der ätherischen Öle, ISBN 978-3-86191-268-2

Mit Duftmedizin das Immunsystem stärken, ISBN 978-3-86191-292-7

Longevity, ISBN 978-3-86191-312-2